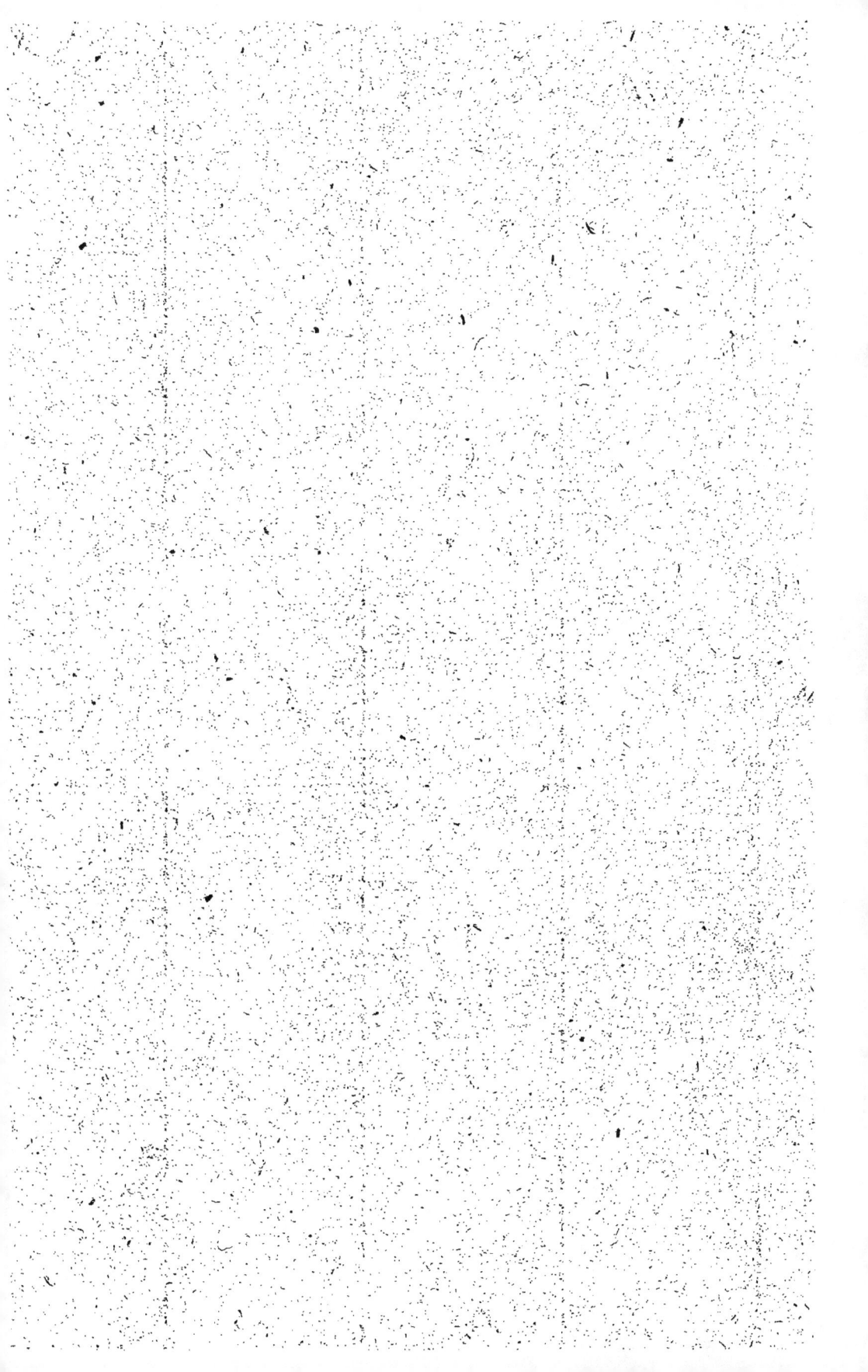

# EXTRAIT

## D'UN OUVRAGE

INTITULÉ

# ATLAS GÉNÉRAL

## D'ANATOMIE,

### Par Marcellin DUVAL, D.-M.,

ANCIEN MÉDECIN PROFESSEUR ,

Professeur de Médecine Opératoire à l'Ecole de Médecine Navale du Port de Brest ,

### 2ᵉ Chirurgien en Chef,

Chargé en Chef du Service de l'Hôpital du Bagne ,

OFFICIER DE LA LÉGION-D'HONNEUR,

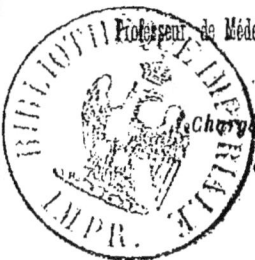

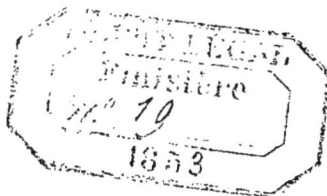

### BREST,

IMPRIMERIE D'ÉDOUARD ANNER , RUE SAINT-YVES, 32.

## MARS 1853.

# EXTRAIT

## D'UN OUVRAGE

INTITULÉ

# ATLAS GÉNÉRAL

## D'ANATOMIE.

———❦———

Je m'occupe, depuis 18 ans environ, de recueillir les matériaux de l'ouvrage que je publie aujourd'hui, et dans lequel j'ai cherché à rassembler en faisceau un certain nombre des connaissances nécessaires au Médecin et au Chirurgien : je m'estimerai trop heureux si j'ai pu leur être utile.

Quoique cet ouvrage se compose d'un texte assez étendu, et d'un Atlas, je me suis borné à lui laisser cette dernière dénomination, afin de ne pas donner au titre une longueur démesurée.

Je ne m'arrêterai pas à faire l'apologie des Atlas d'anatomie : ils n'en ont plus besoin. Le temps a fait justice des craintes chimériques conçues par quelques personnes, fort bien intentionnées, sans doute, qui s'imaginaient déjà voir les étudiants déserter l'amphithéâtre, pour se renfermer dans le silence du cabinet et pâlir sur *des planches*. Si l'on voulait d'ailleurs démontrer l'utilité qu'elles peuvent offrir, il suffirait de rappeler ici les noms des anatomistes, anciens et modernes, qui ont fait ou dirigé des Atlas, en d'autres termes, publié des planches. Je me borne à citer : Eustachi, Duverney, Albinus, Mascagni, Soemmering, Vicq d'Azyr, Scarpa, Tiedemann, Velpeau, Blandin, Bourgery, Arnold, Longet, Bonamy, Broca, Sappey, Hirschfeld, etc.

On était évidemment dans l'erreur, quand on cherchait à susciter une espèce de lutte ou de guerre intestine, entre la nature étudiée à l'amphithéâtre et la nature reproduite par le dessin. Le scalpel et le crayon, bien loin d'être ennemis l'un de l'autre, constituent deux moyens qui se prêtent un mutuel secours pour arriver au même but : la connaissance de l'admirable organisation de l'homme.

Comment l'anatomiste qui a fait ou dirigé un Atlas, pourrait-il conseiller à l'étudiant de s'éloigner de l'amphithéâtre, lorsque ses œuvres ont puisé à cette source, et toute leur force, et toute leur valeur? Ne sera-t-il pas le premier à dire : disséquez vous-même, et mettez à profit les dissections des autres, toutes les fois que l'occasion vous sera offerte; mais lorsqu'elle vous fera défaut, ce qui arrive souvent aussi au médecin de la marine, au médecin militaire, au praticien des villes et des campagnes, consultez les Atlas? Et, en effet, sans parler ici d'un grand nombre de dispositions normales ou anormales que le premier sujet venu ne va pas complaisamment fournir, et que fournit un

Atlas, à qui pourra-t-on sérieusement faire croire qu'il est préférable d'avoir sous les yeux le livre seulement, c'est-à-dire des caractères d'imprimerie, au lieu d'avoir, *à la fois*, le livre et la planche sur laquelle on suit la description, dans la plupart de ses détails?

Je me suis efforcé de réunir, dans cet Atlas, quelques-uns des avantages suivants; c'est en un mot le but que je me suis proposé; je n'ai pas la prétention de l'avoir atteint :

1° On sait que la faiblesse de notre intelligence ne nous permet pas d'embrasser d'un seul coup-d'œil, et dans son ensemble, toute l'anatomie humaine. Il a fallu détruire momentanément, par la pensée, la savante harmonie qui préside à l'union d'éléments si divers, pour étudier chacun d'eux en particulier, tels que les os, les muscles, les artères, les veines, etc.. On a donc été forcé de scinder, de morceler, il faut bien le dire, un édifice dont les matériaux épars, gisant çà et là, ne recouvrent toute leur valeur que lorsqu'ils viennent reprendre la place qui leur appartient : tâchons alors de leur restituer au plus tôt la position qu'ils réclament, à de si justes titres.

Hâtons-nous de reconstruire l'édifice, car c'est l'homme dans son entier, et non par fragments, qu'il nous importe de connaître.

En me conformant à ces principes, j'ai présenté sur *une même feuille*, d'une part l'anatomie du bras, de l'autre, celle de la cuisse, du bassin, etc., en réunissant les muscles, les vaisseaux, les nerfs, etc.

Faisant alternativement usage de la synthèse et de l'analyse, de l'analyse et de la synthèse, j'ai commencé, avant de descendre aux détails, par donner une idée générale des principales divisions du corps humain;

des cavités splanchniques et des viscères qu'elles renferment; des grandes masses ou couches musculaires, envisagées dans leur ensemble, soit par le plan postérieur, soit par le plan antérieur du tronc, etc. : puis, lorsque les détails ont été connus, j'ai reconstitué l'édifice, et à l'anatomie descriptive ou analytique, j'ai fait succéder l'anatomie synthétique et topographique.

2° D'après ce qui vient d'être dit, il est inutile d'ajouter que j'ai reproduit avec soin les rapports des organes, des vaisseaux et des nerfs. Je n'ai pas voulu, par exemple, dépouiller une artère de la plus grande partie de l'intérêt pratique inhérent à sa description, en faisant disparaître les veines et les nerfs importants qui l'avoisinent.

3° Ayant surtout en vue le côté essentiellement *pratique* de l'anatomie, j'ai multiplié ses applications à la pathologie interne, à la pathologie externe et à la chirurgie.

Le médecin pourra consulter la 1^re *planche*, s'il désire se rappeler la situation, la forme, la direction, les rapports, etc., des différents viscères renfermés dans les trois cavités dites splanchniques (*tête, thorax, abdomen*). S'il veut pénétrer dans les détails de texture ou d'organisation intime, il les trouvera sur la 2^e *planche* (*pl. 1 bis*); avec indication, dans le texte, du siége de l'altération pathologique, relative aux affections qui font partie intégrante du domaine de la pathologie interne (*principales maladies du poumon, du foie, des reins; fièvre typhoïde, etc.*).

Le secours du microscope sera souvent invoqué pour le dessin des figures qui composent cette 2^e *planche*, ainsi que pour la dernière.

On réunira, sur celle-ci, les résultats de l'examen

Pathologie interne
et
anatomie
pathologique.

microscopique des principaux tissus qu'étudie l'anatomie **Anatomie générale, etc.** générale, des liquides les plus importants de notre économie, des produits de sécrétion ou de formation normale ou anormale, etc. (*tissus cellulaire, fibreux, cartilagineux, osseux, etc. ; sang; urine; pus, tubercule, cancer, etc.*)

Le médecin et l'étudiant lui-même consulteront peut-être, avec intérêt, ce tableau synoptique et comparatif d'anatomie générale, physiologique et pathologique, sorte de résumé des travaux de nos modernes micrographes ; j'y ajouterai quelques observations.

———

Plaies de poitrine et de l'abdomen; hernies, hydrocèle, **Pathologie externe et anatomie pathologique.** etc.; deux observations (appartenant à l'auteur) de plaies pénétrantes du thorax ; dessin d'un fait provenant aussi de la pratique de l'auteur : — plaie de l'abdomen avec issue et lésion de l'intestin grêle, du colon transverse, du grand épiploon ; suture, réduction des intestins ; épiploon laissé au dehors (18 centimètres environ), disparaissant complétement au bout d'une quarantaine de jours, par suite d'une sorte de fonte purulente : guérison. — Dessin d'un fait analogue sous le dernier rapport ; épiploon laissé à l'extérieur, après une opération de hernie étranglée (Juin 1852) : guérison. — Plusieurs dessins de hernies (*inguinale et crurale*), observés par l'auteur.

Ligatures (1), amputations et résections (*l'arthrologie* **Médecine opératoire.** en regard), trépanation; cataracte ; fistule lacrymale, trachéotomie, empyème : sutures intestinales, hernies; calculs vésicaux, taille, etc.

(1) En regard de l'anatomie.

Arthrologie, myologie et aponévrologie, splanchnologie; organes des sens, angéiologie, névrologie; anatomie topographique.

4° D'après ces considérations, nous avons cru pouvoir intituler notre livre : *Atlas général*. La critique saura très bien apprécier toute la différence qui sépare cette épithète de celle d'*Atlas universel*, que je n'ai jamais songé à lui donner, pour deux motifs ( et le premier était assez péremptoire pour me dispenser de tout autre), c'est que ce titre ne lui est pas applicable; le second, c'est qu'il eût fait supposer de ridicules prétentions.

5° J'ai tout préparé, dessiné d'après nature et lithographié moi-même, ce qui offre une certaine garantie d'exactitude, je ne dis point de talent.

6° Au lieu de recourir, pour la désignation des organes, à des lettres de l'alphabet, prises au hasard, et dont la signification change à chaque figure, c'est-à-dire un nombre incalculable de fois dans un Atlas, même peu étendu, j'ai préféré employer les initiales (1). L'impression est devenue plus dispendieuse, sans doute; mais le lecteur ne sera pas sans cesse entravé, dans sa marche, par une étude bien stérile, celle de la valeur de telle ou telle lettre : une légende générale pourrait suffire, en un mot, à l'explication de la plupart des figures anatomiques.

––––––––

(1) Quant à l'artériologie (tronc brachial et artères des membres abdominaux), les artères et leurs principales branches sont désignées par des chiffres *invariables*, à partir de la sous-clavière 1 (tronc brachial), et de l'iliaque primitive 1 (membre abdominal) : mêmes chiffres pour les veines, avec le signe (').

L'anatomie, science qui s'occupe de la structure des êtres organisés, a été envisagée sous différents points de vue, et subdivisée en anatomie physiologique normale ou descriptive, anatomie générale, anatomie topographique ou des régions, anatomie chirurgicale, anatomie comparée, anatomie philosophique, transcendante, anatomie pathologique, anatomie microscopique, chimique, etc.

Voici l'ordre qui me semble pouvoir être suivi, avec quelqu'avantage, dans l'étude de l'anatomie elle-même, sinon dans un Atlas; j'ai dû, en effet, m'en écarter quelquefois, soit pour éviter de multiplier les planches, soit pour obéir à certaines considérations que je développerai ultérieurement : ostéologie, *arthrologie* (V. plus bas), myologie, splanchnologie et organes des sens, angéiologie, névrologie. On termine assez ordinairement par l'ovologie ou embryologie.

Dans l'enseignement d'une science divisée en plusieurs parties, on doit débuter par celle qui réunit, autant que possible, les conditions ci-après : être facile, importante, nécessaire à l'intelligence des autres; susceptible, au contraire, de se passer, pour être comprise, du secours des parties qui la suivent. Or, ces conditions et quelques autres encore, ne se rencontrent pas aussi aisément qu'on serait tenté de le croire; et leur sérieuse appréciation offre plus d'une difficulté, lorsqu'il s'agit de coordonner les diverses *sections* d'une science complexe, de l'anatomie, par exemple. Voici, à cet égard, l'ordre généralement adopté; comme *celui que je propose* moi-même, il est passible de plusieurs objections :

L'ostéologie occupe le premier rang, on peut dire à l'unanimité; l'étude des annexes des os (*car-

*tilages , ligaments , synoviales , etc.*) ou l'arthrologie , vient immédiatement après ; puis la myologie, l'angéiologie, la splanchnologie, les organes des sens et la névrologie. Des anatomistes distingués terminent par la splanchnologie.

Sans s'arrêter à l'*arthrologie*, qui a souvent besoin *du secours des muscles*, puisque certains ligaments se confondent, s'identifient avec leurs tendons ; la place que doivent occuper la splanchnologie et la description des organes des sens , n'est-elle pas sujette à discussion ?

Si la connaissance des os est indispensable pour préciser l'insertion des muscles ; si celle des muscles est nécessaire, à son tour, lorsqu'il faut déterminer la situation des vaisseaux et des nerfs ; si, en d'autres termes, l'ostéologie doit précéder la myologie, celle-ci l'angéiologie et la névrologie ; il est permis de se demander , d'autre part , si la connaissance des viscères et des organes des sens n'est pas indispensable, non-seulement pour étudier avec fruit, mais pour comprendre la situation, la direction, les rapports, la distribution, enfin, des vaisseaux et des nerfs dont ils sont pourvus ? Et pour ne citer qu'un petit nombre d'exemples, dans quel embarras extrême l'élève ne sera-t-il point jeté , lorsqu'il s'efforcera de comprendre la description de l'artère hépatique , de la splénique, etc.? *Lorsqu'il lira* , que la première se moule sur le *lobe de Spigel* ; qu'arrivée près du *pylore*, elle se porte de bas en haut jusqu'au *sillon* transverse du foie ; que , dans cette partie de son trajet , elle est située entre les feuillets de l'*épiploon gastro-hépatique*, au-devant de l'*hiatus de Winslow*, en rapport avec le canal *cholédoque*, etc. ; que l'artère rénale , parvenue à la *scissure* du rein, se divise en 3 ou 4 branches, qui forment, par leurs subdivisions, un réseau placé sur les limites de la substance *tubuleuse* et *corticale*, etc. Il est évident que, sous peine de s'épuiser en efforts stériles, l'élève devra consulter la splanchnologie, reléguée beaucoup plus loin, voire même dans un autre volume. Est-ce bien-là procéder du connu à l'inconnu, du facile au difficile? On plaindrait, sans doute, une personne à laquelle on imposerait l'obligation de suivre par la pensée, à travers des terrains et des pays inconnus, des canaux ou des chemins ramifiés à l'infini!

La splanchnologie aurait donc quelques titres à faire valoir pour être placée au moins avant l'angéiologie et la névrologie.

On peut encore aller beaucoup plus loin à l'égard de l'enseignement de la zoologie et de la physiologie animales, et débuter par la splanchnologie, en faisant suivre l'étude des viscères de celle de leurs fonctions. C'est ainsi que procède M. MILNE-EDWARDS, dans son excellent ouvrage : il expose d'abord quelques considérations générales, décrit l'appareil circulatoire et la circulation, puis l'appareil respiratoire et la respiration, après avoir consacré quelques pages à l'absorption et aux sécrétions : la digestion l'occupe ensuite, etc. A part quelques modifications peu importantes, on retrouve le même plan dans le programme (1852) du Baccalauréat ès-sciences : l'appareil digestif et la digestion précèdent la circulation, celle-ci la respiration, etc..

N'y a-t-il pas lieu maintenant d'exprimer un regret, lorsque l'élève, sorti du Lycée et faisant les premiers pas dans la carrière médicale, se voit forcé d'interrompre la série des connaissances qui s'enchaînent pour ainsi dire , et de s'arrêter brusquement sur le seuil de la splanchnologie humaine ?

L'élève pourrait donc, comme j'en ai fait l'expérience, étudier avec quelque avantage, la splanchnologie après l'ostéologie , et, si l'on veut, après l'*arthrologie* (1), quoique cette dernière soit subordonnée , sous bien des rapports, à la myologie. L'intelligence de la splanchnologie est d'ailleurs assez facile, et son étude n'exige pas l'intervention d'un scalpel très exercé. Il ne s'agit pas, bien entendu , des détails ultimes ou microscopiques de structure ; mais seulement de la situation absolue et relative, du nombre , de la forme , de la direction , de la couleur , etc., des divers organes. Je conseillerai même à l'étudiant, une fois pour toutes, de ne s'occuper de leur *dernière analyse* , qu'après avoir acquis des notions complètes sur les masses ou sur les objets qui impressionnent naturellement les sens, c'est-à-dire, abstraction faite de tout moyen artificiel.

## PLANCHE 1. — 21 Fig.

La première Planche a pour objet de donner une idée générale des organes les plus importants du corps humain ; de la splanchnologie, de l'angéiologie et de la névrologie : elle offre réunis sur la même feuille , les viscères que renferment le thorax , l'abdomen et le crâne. On peut embrasser ainsi d'un coup-d'œil

(1) Dans l'atlas , l'arthrologie des membres est en regard des amputations et résections (Pl. A, B, C).

la splanchnologie, en prenant cette dernière dénomination dans son acception la plus étendue. Toutefois, le cœur examiné dans ses détails d'anatomie descriptive et de texture, figure, de nouveau, en tête de l'angéiologie, Pl. 6 : le cerveau figurera, de même, dans la seconde partie de l'ouvrage, en tête de la névrologie.

Appareil *circulatoire* :

Cœur : principaux vaisseaux qui en partent ou viennent s'y rendre ;

Divisions principales des systèmes artériel et veineux.

Appareil *respiratoire* :

Larynx; corps thyroïde, trachée-artère et bronches.

Appareil *digestif* et ses annexes : foie, pancréas, rate : péritoine et ses divers feuillets.

Appareil *urinaire*, etc.

*Système nerveux* :

Cerveau, face inférieure ;

Cervelet, protubérance, bulbe, moelle épinière : Origine des nerfs crâniens et spinaux.

------

Les viscères sont représentés avec le système artériel qui leur appartient.

------

Pl. 1. Fig. 8. — En raison des contradictions ou dissidences qui existent à l'égard des rapports de l'artère hépatique avec la veine-porte et les conduits biliaires, je crois devoir appeler l'attention du lecteur sur ce point important.

*Artère hépatique*..... « est contenue dans l'épaisseur de » l'épiploon gastro-hépatique, au-devant de l'hiatus de » WINSLOW, et en rapport avec le canal cholédoque et la » veine-porte, *derrière lesquels elle est située.* » CRUV. t. 2, p. 595.

« ..... le canal hépatique est contenu dans l'épaisseur
» de l'épiploon gastro-hépatique, en même temps que la
» veine-porte *qui est en arrière* et que la *branche droite*
» *de l'artère hépatique* qui *est en avant....* » Cruv., t. 3,
p. 417.

Conduit cholédoque, dans la première portion de son
trajet, se trouve placé : « au-devant de la veine-porte,
» derrière l'artère hépatique, longé à gauche par la gastro-
» épiploïque droite. » Cruv., t. 5, p. 425.

Artère hépatique : « Dans sa portion ascendante, elle
» occupe l'épaisseur du repli péritonéal qui limite en avant
» l'ouverture de Winslow, et s'accole au canal cholédoque
» et à la veine-porte *derrière lesquels* elle est placée. »
Sappey, p. 400.

« Renfermée dans les deux feuillets de l'épiploon-gastro-
» hépatique, elle forme avec les canaux biliaires et la
» veine-porte, *derrière lesquels* elle est située, la partie
» antérieure de l'hiatus de Winslow. » Jamain, p. 330.
(1853).

Sur plus de 100 sujets examinés avec attention,
j'ai toujours trouvé la veine-porte située sur un plan
*postérieur*, et servant pour ainsi dire de soutien aux
conduits biliaires et à l'artère hépatique ( portion ascendante surtout ). Envisagés d'une manière générale,
les premiers ( hépatique et cholédoque ) longent le côté
droit, tandis que l'artère longe le côté gauche de la
face antérieure de la veine. Quant aux rapports du
conduit hépatique et de la branche droite de l'artère
du même nom, j'ai trouvé 3 fois seulement, sur 28,
le vaisseau artériel au-devant du canal ; 25 fois, il
passait manifestement *derrière*, et se portait en dehors
en croisant sa direction, ainsi que celle de la veine-
porte *au-devant* de laquelle il était placé. La branche droite de l'artère hépatique occupait par conséquent une position intermédiaire au conduit hépatique
et à la veine-porte, Pl. 1, F. 8.

F. 11. Artère mésentérique supérieure, avec les arcades décrites par la plupart des auteurs.

F. 11 bis. Partie d'artère mésentérique (d'après nature), avec deux séries d'arcades : on en trouve quelquefois 3, vers la partie moyenne ; très rarement, 4.

## PLANCHE 2.

Muscles de la région postérieure du tronc.
A droite : Couche superficielle, trapèze, grand dorsal, etc.
A gauche : Grand complexus, splénius, angulaire, rhomboïde, petit dentelé inférieur, etc.

## PLANCHE 3. — 25 Fig.

Arthrologie : articulations de la colonne vertébrale, des vertèbres entre elles, de l'occipital avec l'atlas, de l'atlas avec l'axis ; costo-vertébrales, etc.
Myologie : 1° Étude détaillée des muscles de la région postérieure du tronc, et spécialement de l'angulaire, des petits dentelés, du splénius, du petit et du grand complexus, des muscles multifides du rachis, etc.; 2° muscles du crâne, de la face et des régions cervicales antérieures, superficielle et profonde, sus et sous-hyoïdienne, avec étude détaillée des scalènes, des muscles de la langue, du pharynx, etc.; 3° thorax : grand dentelé, intercostaux, etc.; 4° diaphragme.

## PLANCHE 4.

Muscles de la partie antérieure du cou et du tronc ; grand oblique et petit oblique de l'abdomen ; canal inguinal, entonnoir crural : muscles, vaisseaux et nerfs de la face antérieure du bras.
Cou : le peaucier est enlevé afin de laisser voir la veine-jugulaire externe (1), les principaux vaisseaux et nerfs du cou, le sterno-mastoïdien, une partie du trapèze, enfin les muscles des régions sous et sus-hyoïdiennes.

(1) Elle passe, sur ce sujet, *derrière* l'omoplat-hyoïdien.

Donnons une idée générale de la direction des muscles du cou, des principales loges, gaînes musculaires et autres, des feuillets aponévrotiques les plus importants. Je me suis proposé pour but de simplifier une des questions les plus complexes de l'anatomie.

La partie antérieure du cou présente trois régions principales : sous-hyoïdienne, sus-hyoïdienne et sus-claviculaire. Le peaucier suit une direction oblique de bas en haut, de dehors en dedans, parallèle à la jugulaire externe, et croisant, à angle aigu, celle du sterno-mastoïdien. Ce muscle croise à son tour l'omoplat - ou scapulo - hyoïdien dont la direction est analogue (je ne dis pas identique) à celle du peaucier, c'est-à-dire qu'il est oblique de bas en haut, de dehors en dedans. Le sterno-hyoïdien placé sur le même plan se dirige dans un sens analogue ; on rencontre enfin, sur un plan plus profond, le sterno-thyroïdien (1) qui offre une légère obliquité en sens contraire.

On trouve, en résumé, dans la région *sous-hyoïdienne*, quatre couches musculaires : 1re peaucier ; 2e sterno-mastoïdien ; 3e omoplat-hyoïdien et sterno-hyoïdien ; 4e sterno-thyroïdien. Il suffira de connaître la direction de la première, pour connaître celle des trois autres, puisque les couches s'entrecroisent : or, le peaucier est oblique de bas en haut, de dehors en dedans, et *vice versâ* ; donc le sterno-mastoïdien est oblique en sens inverse : la troisième couche affectera l'obliquité de la première, la quatrième enfin, celle de la deuxième. Il est inutile d'ajouter qu'on peut déduire, à l'instant même, des notions précédentes,

___

(1) Le *thyro-hyoïdien*, petit muscle quadrilatère, à fibres presque verticales, fait suite au sterno-thyroïdien.

la formation et la disposition des triangles que ces muscles interceptent ou constituent. N'est-il pas évident que le triangle intermédiaire aux deux peauciers aura sa base tournée en bas ; que le contraire aura lieu pour celui qui sépare les sterno-mastoïdiens ; que le triangle de la troisième couche, ou celui qu'interceptent les deux omoplat-hyoïdiens, présentera sa base inférieurement, comme le premier ou celui des peauciers, de même que les triangles omo-trachéal et omo-claviculaire (1) de M. Velpeau, tandis que la base du triangle omo-hyoïdien du même anatomiste sera supérieure?

Région *sus-hyoïdienne* : peaucier, sterno-mastoïdien, loge de la glande sous-maxillaire, distincte de celle de la parotide ; digastrique formant une anse à concavité supérieure, mylo-hyoïdien croisant en général la direction du ventre antérieur du digastrique ; génio-hyoïdien, cylindroïde, oblique de haut en bas et d'avant en arrière, s'insérant aux tubercules géni-inférieurs ; tandis que le génio-glosse part des tubercules supérieurs comme d'un centre, pour s'irradier vers l'os hyoïde, le pharynx et la langue à laquelle arrive aussi, en montant presque verticalement, un muscle quadrilatère, l'hyoglosse. Quant aux muscles styliens (stylo-hyoïdien, stylo-glosse et stylo-pharyngien), on peut dire, d'une manière générale, qu'ils sont obliques en bas et en dedans, comme le ventre postérieur du digastrique ou comme le sterno-mastoïdien, *deuxième couche du cou*, dont la *direction est déjà connue* : inutile d'ajouter que le degré d'obliquité varie.

Le nerf hypoglosse, la veine jugulaire interne, les artères : carotide interne, externe, linguale, faciale,

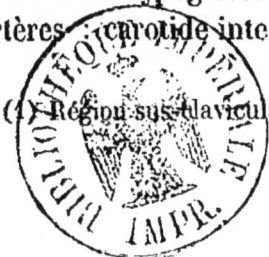

(1) Région sus-claviculaire, Velp. Anat. chir., t. 1, p. 478.

2

occipitale, auriculaire postérieure , passent derrière le digastrique et le stylo-hyoïdien, tandis que le sterno-mastoïdien recouvre les nerfs et vaisseaux suivants : l'hypoglosse (anse nerveuse), le spinal qui le traverse ultérieurement, le pneumo-gastrique , le grand sympathique, le plexus cervical ( les branches cervicale superficielle , auriculaire et mastoïdienne , contournent son bord postérieur ) ; la jugulaire interne, la carotide primitive , etc.

Région *sus-claviculaire* :

Si nous jetons les yeux sur la partie latérale du cou, nous remarquons : le triangle sus-claviculaire (à base inférieure), qui est obliquement traversé par l'omoplat-hyoïdien et renferme une partie de l'angulaire ; les scalènes (muscles d'une grande importance au point de vue anotomique) ; les veines jugulaires, externe et interne, l'artère sous-clavière, la scapulaire supérieure, les cervicales transverses , superficielle et profonde, les veines correspondantes, le nerf diaphragmatique, le plexus brachial, etc. (V. Pl. 8. Ligature de la sous-clavière, et page 40 )

*Feuillets aponévrotiques* du cou : partie antérieure, régions sous-hyoïdienne et sus-claviculaire. Je me borne à indiquer , en ce moment, les feuillets de l'aponé-vrose cervicale , qui me semblent utiles au point de vue *pratique*. Nous supposerons : 1° Qu'ils partent du raphé antérieur et médian du cou ; 2° Qu'ils sont simples d'abord ou unifoliés, et qu'arrivés à un muscle, ils s'ouvrent pour l'envelopper, deviennent bifoliés en un mot, se referment sur les limites du muscle pour redevenir uniques (1); puis se bifolier de nouveau, s'il se présente un autre muscle, etc.

Afin de mieux fixer dans la mémoire les feuillets aponévrotiques, nous y rattacherons le nom d'un muscle, et nous admettrons pour le moment :

1º Le feuillet du peaucier ou *fascia superficialis*, qui se dédouble pour embrasser le muscle peaucier ;

2º Le feuillet *sterno-trapézien* : unique sur la ligne médiane, comme le précédent, il s'ouvre pour envelopper le sterno-mastoïdien, redevient unique dans le triangle sus-claviculaire, se bifolie de nouveau lorsqu'il arrive au trapèze, etc. ;

3º Le feuillet sous-hyoïdien, qui se décompose, comme la région musculaire sous-hyoïdienne, en superficiel pour le plan superficiel (muscles omoplat-hyoïdien et sterno-hyoïdien), et en profond (sterno-thyroïdien et thyro-hyoïdien). Le plus important est le superficiel, qu'on peut appeler *omo-hyoïdien* ; c'est lui qui passe au-devant des vaisseaux carotidiens, au-dessus et au-dessous du muscle auquel il est annexé. Cette toile fibreuse est, je dois le dire, beaucoup plus forte et plus distincte dans ce dernier sens qu'au-dessus du muscle

---

(1) Nous suivrons une marche analogue pour l'explication des feuillets aponévrotiques et des gaînes musculaires, qui appartiennent à d'autres régions. (Voir lig. de l'axillaire, p. 49.)

M. Velpeau a simplifié la description de l'aponévrose cervicale qu'il examine : 1° sur *la ligne médiane*; 2° sur *les côtés*. 1° attachée à l'os hyoïde, elle reste simple jusqu'au-dessus de la glande thyroïde qui en reçoit une espèce de *sac*. « Plus bas, ses lames se perdent, l'une en avant, l'autre en arrière du sternum. » 2° (sur les côtés) elle forme autant de gaînes qu'il y a de muscles, de vaisseaux et de nerfs, enveloppe la trachée, passe derrière le pharynx... etc. (Velp., anat. chir. t. 1, p. 435).

M. Malgaigne dit (Anat. chir. t. 1, p. 51): Il y a au cou 5 gaînes *fibreuses* : première, pour les sterno-mastoïdiens; deuxième, pour les muscles trachéaux; troisième, pour la trachée et l'œsophage ; les deux autres, une de chaque côté, pour les nerfs et les vaisseaux.

omoplat-hyoïdien ; cependant je suis parvenu , plusieurs fois , à démontrer son existence.

Derrière le feuillet sous-hyoïdien ou *omo - hyoïdien*, existe une couche de tissu cellulaire , plus ou moins chargée de graisse et de ganglions lymphatiques, dans laquelle rampent les artères , scapulaire supérieure , et cervicale transverse superficielle ;

4° On trouve, enfin , dans la région sus-claviculaire proprement dite , le feuillet des *scalènes* , qui enveloppe ces muscles et recouvre l'artère sous-clavière , la cervicale transverse *profonde*, le plexus brachial, etc.

## Suite de la Pl. 4.

Canal inguinal et entonnoir crural; anneau inguinal extérieur , *a. i.*; cordon spermatique ; crémaster ; ventrier; fibres arciformes ou en sautoir, se divisant en deux ordres : les unes remontent vers l'arcade fémorale et la crête iliaque ; les autres contournent le pilier externe de l'anneau ou portion directe de l'arcade , et vont tapisser la face crurale de la portion réfléchie de l'arcade (ligament de GIMBERNAT.

Rappelons ici une notion bien simple , sans doute, et généralement connue , mais dont les conséquences sont extrêmement importantes sous le rapport du diagnostic et des opérations qui ont trait aux hernies inguinale et crurale. Or, il peut arriver, même à d'habiles anatomistes, d'oublier de déduire ces conséquences, sur le vivant , ou à l'amphithéâtre, et de chercher pendant long-temps , soit le pilier externe , soit l'anneau inguinal extérieur, soit enfin le ligament de GIMBERNAT , tandis qu'ils les ont pour ainsi dire sous la main.

1° Pour trouver le pilier externe, il suffit de se rappeler qu'il est essentiellement formé par la partie interne de l'arcade fémorale (portion directe), laquelle devient de plus en plus saillante à mesure qu'elle s'approche de l'épine du pubis. La palpation permet de reconnaître, avant et pendant l'opération, le *pilier externe*, qui servira de guide : 1° pour la position et la direction de l'incision cutanée ; 2° pour arriver presque *infailliblement* à l'anneau extérieur, en procédant de *bas en haut*.

2° Le ligament de GIMBERNAT n'étant que la portion réfléchie de l'arcade fémorale ou du pilier externe, celui-ci ayant été reconnu, il suffira de procéder de haut en bas, en le contournant.

## PLANCHE 5. — 45 Fig.

Tête et principaux organes des sens : muscles du crâne et de la face. Régions temporo et ptérygo-maxillaires.

Œil, organes accessoires; muscles, *artère ophtalmique* (F. 25, 26, etc.); veines, nerfs ciliaires, etc.. Coupes diverses du globe de l'œil, afin de montrer la disposition de ses membranes et de ses milieux ; étude détaillée de ces mêmes membranes et milieux, etc., etc..

Étude détaillée de l'oreille moyenne et de l'oreille interne.

Membrane du tympan, osselets de l'ouïe, muscles; trompe d'eustache, etc..

Coupes diverses de l'oreille interne (vestibule, canaux demi-circulaires et limaçon).

Cartilages du nez, fosses nasales, avec leurs artères.

*Nota.* — La peau et la langue figureront à la Pl. 1 bis.

## PLANCHE 6. — 25 Fig.

On trouve sur la Pl. 6, le cœur, les artères carotides et l'artère sous-clavière :

Les premières sont envisagées, à la Pl. 7, au point de vue de leurs rapports, de l'anatomie topographique et chirurgicale; de même que la sous-clavière, à la Pl. 8, et l'axillaire, à la Pl. 10. Il est presqu'inutile d'ajouter que l'axillaire, l'humérale et ses divisions forment le sujet de la Pl. précédente ou de la 9e.

Angéiologie : le cœur, ses vaisseaux, ses cavités envisagées à l'extérieur et à l'intérieur, sa texture (10 F.). Situation relative ou rapports des veines pulmonaires, de l'artère du même nom, des bronches, de l'aorte, etc. (F. 3).

Artères du cou et de la tête, carotide primitive, carotide externe et ses branches: tronc de la carotide interne : les branches qu'elle fournit au cerveau (cérébrale antérieure, cérébrale moyenne; communicante postérieure, artère du plexus choroïde) sont représentées Pl. 1, avec le cerveau lui-même. D'après les mêmes motifs, l'étude de l'ophtalmique ne pouvant être faite, avec fruit, qu'après celle du globe de l'œil, cette artère devait figurer, sur la même planche, à côté de l'organe auquel elle se distribue. (V. Pl. 5, tête et organes des sens).

*Disposition fréquente* (V. Pl. 6 et 7). La carotide interne, qu'il vaudrait peut-être mieux appeler *intérieure*, puisqu'elle est externe relativement à la carotide *extérieure*, se dirige en dehors et en arrière, décrit une courbure à convexité externe et postérieure, et se rapprochant de la ligne médiane, vient croiser la direction de la carotide externe en passant derrière elle.

Artère sous-clavière et ses branches (F. 12).

F. 21. Intercostale supérieure : on trouve en regard les rapports de la branche antérieure des intercostales aortiques : elle est située entre le nerf intercostal et la veine du même nom, *au-dessus* du premier, *au-dessous* de la seconde. (Fig. 21 bis.)

*Ligature de l'artère intercostale* (branche antérieure) : sommaire du procédé de l'auteur.

Ayant vainement cherché dans les ouvrages classiques, un procédé régulier de ligature, concernant l'artère intercostale ; et, d'un autre côté, cette opération faisant partie du programme de concours (troisième examen, deuxième classe), j'enseigne, depuis huit ans, le procédé ci-dessous indiqué. Il est fondé sur les deux faits anatomiques suivants : 1° l'artère étant située d'abord, et tout-à-fait en arrière, au milieu de l'espace intercostal, et se dirigeant vers l'angle de la côte supérieure pour se loger dans la gouttière que présente son bord inférieur, je me suis proposé de la découvrir et de la lier avant qu'elle soit *cachée* par cette gouttière, c'est-à-dire dans un point où elle est encore *visible* ; 2° le nerf, étant *au-dessous* de l'artère, et plus facilement *reconnaissable* que ce vaisseau, servira de point *essentiel de ralliement*.

*Incision cutanée* : longue de 5 centimètres (terme moyen) ; commence à 3 ou 4 centimètres en dehors des apophyses épineuses, et vers le milieu d'un espace intercostal ; se dirige horizontalement en dehors jusqu'à l'angle de la côte supérieure, s'abaisse alors un peu, en décrivant une légère courbure à convexité supérieure et externe pour suivre parallèlement le bord inférieur de l'os.

Après avoir divisé des couches musculaires variables suivant les régions, on arrive (partie postérieure de la plaie) : 1° à l'intercostal *externe* ; 2° à l'aponévrose qui semble continuer en arrière l'intercostal interne ; 3° aux vaisseaux et au *nerf*, en contact avec la plèvre, et qui, vers l'angle des côtes, s'introduisent entre les deux couches musculaires.

Le *nerf* sert de guide, et, pour le trouver, on doit parcourir l'espace intercostal, *de bas en haut* : l'artère est *au-dessus* du nerf.

Ce procédé est assez facile sur le cadavre ; il n'en serait pas toujours de même sur le vivant.

———

L'artère linguale se porte d'abord en haut, et décrit une première courbure à convexité supérieure, qui contourne, pour ainsi dire, la grande corne de l'os hyoïde. Elle se dirige ensuite horizontalement en avant et en dedans, parallèlement au bord supérieur de cet os, entre l'hyoglosse et le constricteur moyen du pharynx ; puis change de direction en se coudant sur elle-même et monte verticalement vers la base de la langue : arrivée là, elle devient de nouveau horizontale en marchant d'arrière en avant sur la face inférieure de l'organe. Pour se faire une idée assez juste

Artère linguale,
Pl. 6,
F. 12, 13, 14, 16.

de son trajet au-delà de sa première courbure, on peut diviser l'artère en trois portions : deux horizontales (*sus-hyoïdienne* et *sublinguale*), et la troisième verticale, intermédiaire aux deux autres. Si l'on considère enfin l'ensemble du trajet jusqu'à la base de la langue, on verra que la linguale, après avoir décrit la première courbure dont il vient d'être question, et dont la convexité regarde *en haut*, en décrit une seconde beaucoup plus étendue, dont la convexité regarde *en bas*; à celle-ci succède la portion horizontale *sublinguale*.

--------

Artère faciale,
Pl. 6,
12, 13, 15, 17,
et Pl. 7,
2, 3, 4, 5, 9, 10.

Dans le but de rendre plus intelligible le trajet de l'artère faciale, tel que nous croyons l'avoir vu souvent (1), je donnerai une idée générale de la position qu'occupe la glande sous-maxillaire ; l'artère et la glande ayant entr'elles d'intimes connexions, comme la carotide externe et la parotide, comme la splénique et le pancréas.

On peut diviser, par la pensée, la glande et l'artère en deux portions, l'une profonde, l'autre superficielle. Cette division est d'ailleurs confirmée par le scalpel et par la vue, si l'on veut toutefois s'abstenir de la manœuvre qui consiste à mobiliser la glande, à l'abaisser pour apercevoir, le plus tôt possible, le sillon dans lequel rampe l'artère faciale.

1° La portion superficielle de la glande sous-maxillaire apparaît immédiatement au-dessous de la base de l'os maxillaire inférieur, se prolonge souvent en bas vers l'os hyoïde ou le larynx, dépasse la ligne

(1) J'ai vu, plusieurs fois, la faciale se diriger obliquement en haut et en avant, et s'éloigner de l'angle du maxillaire inférieur. sa portion rétro-maxillaire est alors plus courte.

courbe à concavité supérieure que décrit le tendon
du digastrique, et franchit par conséquent les limites
dans lesquelles on a voulu la resserrer.

Cette portion, *portion sous-maxillaire* proprement
dite, est renfermée dans une loge aponévrotique tout-
à-fait distincte de celle qui appartient à la parotide :
Circonscrite inférieurement par un bord demi-elliptique
ou demi-circulaire, elle longe par sa partie supérieure
le bord inférieur de la mâchoire. On aperçoit, enfin,
sur *sa face externe* et inférieure, la veine faciale, sé-
parée de l'artère du même nom, par une partie de
l'épaisseur de la glande, et qui ne devient réellement
satellite de son artère qu'au point d'*émergence* de ce
vaisseau, en arrière et en dehors duquel on la voit se
placer. J'indiquerai bientôt ce que j'entends par le point
d'émergence de l'artère faciale.

2° La portion profonde de la glande, de même que
la portion profonde de l'artère, n'est point visible à
l'extérieur. C'est elle qui répond plus spécialement à
la fossette du maxillaire inférieur ; c'est elle qui est
creusée d'un sillon plus ou moins profond, destiné
au passage de l'artère faciale. Ce sillon commence
sur l'extrémité postérieure de la glande, F. 9., qu'elle
divise parfois en deux lobes distincts.

La portion profonde pourrait être appelée rétro-
maxillaire, puisqu'elle est placée derrière la mâchoire
inférieure ; puisqu'elle est cachée par celle-ci, comme
la portion correspondante de l'artère faciale.

Cette artère se divise : 1° en portion profonde
ou *rétro-maxillaire*, puisqu'elle est située dans *une
grande partie* de son étendue, derrière l'os maxillaire
inférieur ; 2° en portion superficielle ou faciale proprement dite.

*Portion profonde.* — L'artère se porte d'abord plus
ou moins distinctement et plus ou moins long-temps
en haut et en avant, selon la distance qui sépare
son origine de la face interne de l'angle du maxillaire
inférieur ; c'est là qu'elle arrive en effet, en s'éloi-
gnant de la ligne médiane ou, si l'on veut, en se
dirigeant en dehors pour se rapprocher du ptérygoïdien interne. Elle se coude alors sur elle-même et
décrit ordinairement une courbure à convexité postérieure et supérieure, pour suivre, en définitive, un
trajet essentiellement *rétro-maxillaire*. Dans ce trajet
elle se dirige en avant, en dedans et graduellement
en bas, et se cache plus ou moins complétement dans
le sillon de la glande. N'est-il pas évident que, suivant la profondeur de ce sillon, les rapports de l'artère avec le ptérygoïdien interne et la face interne
de l'os, seront manifestes ou à-peu-près nuls ?

Lorsqu'elle est arrivée vis-à-vis de la dépression que
présentent le bord inférieur et la face externe de l'os
maxillaire, au-devant du bord antérieur du masséter, la
faciale, abandonnant le sillon de la glande, et continuant
à descendre, apparaît à l'extérieur ; *émerge*, pour ainsi
dire, entre le bord supérieur de la portion superficielle de la glande et le bord inférieur de l'os, qu'elle
embrasse étroitement dans une anse ou courbure à
concavité supérieure.

Cette disposition offre une certaine analogie avec
celle : de la circonflexe de l'omoplate ( branche de
la scapulaire inférieure) qui contourne le bord axillaire
de cet os, et de la fessière qui embrasse étroitement
la partie supérieure de l'échancrure sciatique. On sait
d'ailleurs que les artères ont une grande propension
à prendre un point d'appui sur les surfaces osseuses.

La branche , appelée *sous-mentale* , est fournie par la portion profonde de la faciale , et semble être chargée de continuer le trajet rétro-maxillaire de l'artère au moment où celle-ci l'abandonne , pour contourner la base de l'os. On voit aussi plusieurs rameaux mas-séterins provenir, assez habituellement, de la portion profonde de la faciale , et se recourber sur le bord inférieur de l'os pour arriver à leur destination.

———

La branche dite *transversale* de la face , se détache assez fréquemment de la temporale , sous un angle plus ou moins aigu ; en d'autres termes, elle se dirige d'abord obliquement en haut et en avant.

Je l'ai vue, plusieurs fois, figurer dans son ensemble une sorte de courbure ou d'arcade à convexité supé-rieure , assez exactement parallèle au bord inférieur de l'arcade zygomatique.

Transversale de la face.

## PLANCHE 7. — 11 Fig.

———

Anatomie topographique et chirurgicale. Système veineux (situé ordinairement sur un plan antérieur aux artères) ; rapports des veines , des artères et des nerfs principaux , etc. dessin de plusieurs anomalies.

Cou.

Incisions pour la ligature des artères : carotide, sous-clavière et axillaire (**F. 11.**) Voir, pour l'axillaire , Pl. X , **F.** 1 et 2, le procédé de l'auteur. Le chiffre 3 de la **F. 11**, Pl. 7, indique l'incision de Hodgson.

**F. 2 , 3 , 4.** — Tronc veineux *temporo-maxillaire* (**T. M'**) formé par la réunion des veines temporale et maxillaire interne ; il se divise dans l'intérieur de la parotide en deux courants, l'un superficiel, représenté par la jugulaire externe (**J. E.**), l'autre profond qui se jette dans la jugulaire interne (**J. I.**), soit directement, soit par l'intermédiaire d'un tronc commun à la plupart des veines de cette région (faciale **F'**, linguales **L'**, pharyngienne inférieure, thyroïdienne supérieure, *th'*, etc.) Par abréviation, j'appellerai facio-lingual, ce tronc commun qui peut d'ailleurs manquer ou être incomplet, en ce sens qu'il ne reçoit pas toutes les veines ci-dessus désignées. Quant à la branche profonde du tronc veineux temporo-maxillaire, elle est assez fréquemment la fidèle satellite de cette portion de la carotide externe, qui mériterait peut-être le nom de *tronc artériel temporo-maxillaire* (**T. M.**, F. 9, 10), puisqu'elle paraît surtout destinée à former, par sa subdivision terminale, la temporale superficielle et la maxillaire interne. Les parotidiennes et assez souvent l'auriculaire postérieure sont, en effet, les seules branches un peu importantes, fournies par cette portion de la carotide externe.

F. 4 et 7. — Tronc veineux facio-lingual, allant s'ouvrir très bas dans la jugulaire interne, en passant au-devant de la carotide primitive et masquant la partie supérieure de cette artère, après avoir cotoyé son bord interne ; veine thyroïdienne supérieure, *th'* (F. 6), offrant une disposition analogue. La ligature de la carotide devient évidemment plus difficile dans ces circonstances, puisque des veines volumineuses entourent ou couvrent le vaisseau artériel : sur un plan antérieur et du côté externe, on rencontre, en effet, la jugulaire interne ; puis, sur un plan antérieur encore, mais du côté interne, l'une des veines signalées à l'instant. On peut même , en voulant se conformer aux préceptes ordinaires , c'est-à-dire en commençant les recherches à partir du larynx ou de la trachée , se trouver placé dans une position embarrassante ou se laisser induire en erreur : car on peut prendre pour la jugulaire interne, la première veine qui se présente , la porter en dehors et masquer de plus en plus l'artère qu'il s'agit de lier.

F. 4 et 5. — Artères , thyroïdienne supérieure, linguale et faciale , naissant d'un tronc commun , disposition rare ; tandis que la faciale et la linguale proviennent assez fréquemment d'un tronc commun.

F. 8. — Nerf pneumo-gastrique du côté droit , passant *au-devant* des veines thyroïdiennes moyennes et de l'artère *carotide primitive*. J'ai observé une fois à gauche , la même anomalie, que M. Rochard , aujourd'hui chirurgien-professeur, avait rencontré quelque temps avant moi : enfin M. Petit, chirurgien de première classe , a vu ultérieurement des exemples analogues.

F. 9. — Rapports de l'occipitale , *oc* , et du nerf, hypoglosse, *Hi*, (Voir Pl. 6 , F. 13), le nerf descend d'abord *derrière* l'occipitale , devant la carotide interne , sur laquelle il appuie ; il est alors, par conséquent , intermédiaire aux deux vaisseaux ; mais lorsqu'il change de direction pour former l'anse , il passe *au-devant* de la partie inférieure de l'artère occipitale. On lit dans des ouvrages classiques, fort estimables d'ailleurs , que l'artère occipitale est recouverte à son origine par le nerf grand hypoglosse , ce qui est très vrai ; mais *au-delà*, c'est plutôt l'artère qui recouvre le nerf.

## PLANCHE. 8. — 12 Fig.

### COU.

Anatomie topographique , — et plus spécialement celle qui est relative à la ligature de la sous-clavière.

*Système veineux du cou.* — En général, les veines sont placées sur un plan *antérieur* aux artères, dans les rapports que ces vaisseaux affectent entr'eux.

*Jugulaire antérieure.* — **J. A.**, différemment décrite par les anatomistes. Suivant les uns, elle descend verticalement sur les côtés de la ligne médiane du cou ; suivant les autres , elle suit obliquement le bord antérieur du sterno-mastoïdien. D'après ce que j'ai observé, on rencontre l'une et l'autre dispositions, soit isolées , soit réunies. (F. 1.)

*Jugulaire externe.* — **J. E.** , peut être divisée en portion superficielle et en portion profonde. La *première* est représentée par une ligne légèrement oblique de haut en bas et d'avant en arrière , qui s'étendrait du bord postérieur ou de l'angle du maxillaire inférieur à la partie moyenne de la clavicule ; — couverte par le peaucier , elle passe au-devant de l'omoplathyoïdien, rarement *derrière*. J'ai observé, cependant , 14 ou 15 fois au moins, cette anomalie qui est représentée F. 2, 5 et 8 de la Pl. 8 et Pl. 4 : Par un hasard assez singulier, je l'ai trouvée consécutivement sur 5 sujets, dans le semestre de 1850.

La portion *profonde* (F.6) commence à l'endroit où la J. E. s'enfonce sous le bord postérieur du sterno-mastoïdien. Elle descend assez ordinairement jusqu'à la

clavicule, change de direction, devient *horizontale* et
*rétro-claviculaire*, c'est-à-dire qu'elle suit de dehors en
dedans, d'arrière en avant, le bord postérieur de l'os,
pour s'ouvrir dans le *confluent* (F. 6.), en d'autres
termes, dans le lieu de réunion des diverses jugulaires,
de la sous-clavière (1), etc., : à ce confluent veineux
succède le tronc brachio-céphalique droit ou gauche
(B. C.). Cette portion profonde de la J. E. présente
plusieurs traits de ressemblance avec la portion profonde de la J. A., sous le rapport de sa direction
et de sa situation derrière le sterno-mastoïdien.

Mais au lieu d'un trajet horizontal rétro-claviculaire,
la J. E. peut offrir une direction plus ou moins *oblique*
en dedans et en bas, après avoir préalablement passé
soit devant (F. 7.), soit *derrière* l'omoplat-hyoïdien (F. 2,
5 et 8.) pour se rendre : ou à la jugulaire interne,
ce qui est assez rare, ou au confluent, ou à la sous-
clavière. Le nombre plus ou moins considérable de
branches que reçoit la portion profonde de la J. E.,
les variétés de son embouchure définitive, et les de-
grés divers d'obliquité qu'elle affecte, favorisent ou
compliquent singulièrement la ligature de l'artère sous-
clavière. Reçoit-elle un petit nombre de branches et à
une certaine hauteur? vient-elle se jeter dans la jugulaire
interne (2) ou dans un point élevé du confluent (F. 8.),
de manière à passer au-dessus du lieu d'émergence
de l'artère hors des scalènes ? L'opérateur ne sera point

(1) L'embouchure de la J. E. a souvent lieu, au côté externe
du confluent, et *plutôt* dans un point intermédiaire à la J. I. et à
la veine *sous-clavière*, que dans la veine *sous-clavière* elle-même.

(2) Je possède quatre exemples de veine J. E., s'ouvrant très
haut dans la jugulaire interne à 3, 4 et même 5 centimètres au-
dessus de la clavicule, après s'être coudée sur elle-même et après
un trajet à-peu-près horizontal.

gêné par la présence de la veine. Il suffira, généralement pour arriver à l'artère, de laisser la veine en place ou de la porter un peu en haut et en dedans.

Les difficultés de l'opération augmentent au contraire : 1° lorsque la J. E.,F. 7 et 9, (ou la V. cervicale transverse) croise la direction du vaisseau artériel et passe au-devant de lui, précisément à l'endroit où il faut le découvrir et le lier; 2° lorsque des branches collatérales considérables aboutissent aux environs de cet endroit.

On voit enfin renaître les conditions favorables au succès de la ligature, lorsque la J. E. s'ouvre assez bas, dans la sous-clavière, pour laisser entr'elle et le bord externe du scalène antérieur, un espace où le chirurgien peut librement manœuvrer sans être obligé de mobiliser la veine, ou tout au plus en la portant en dehors, en arrière et en bas. C'est, d'ailleurs, dans ce dernier sens qu'il faut ordinairement la porter, lorsqu'elle suit le trajet indiqué comme normal par les anatomistes, et que j'ai décrit en premier lieu. Je fonde ce conseil sur ce que la J. E. reçoit assez souvent, par son côté externe ou postérieur, plusieurs branches collatérales volumineuses ; par conséquent, si l'on veut s'y conformer, on entraînera, loin du scalpel et du champ de l'opération, la veine principale et celles qui s'y jettent. Mais je dois ajouter que la J. E. ne reçoit pas toujours, soit la cervicale transverse, soit la scapulaire supérieure. C'est ainsi que la première, au lieu de se rendre à la J. E. isolément ou par un tronc commun avec la scapulaire supérieure (F. 1.), arrive au confluent (F. 11), ou même à la jugulaire interne (F. 2 et 5).

La dernière figure ( F 12.) présente, au point de

vue du système veineux, un cas des plus complexes. La portion extrà-scalénaire de l'artère est couverte par la veine cervicale transverse, par la J. E. et par la veine scapulaire supérieure, qui va se jeter dans celle-ci.

## Tronc thyro-cervical.

**Pl. 8., F. 3. Pl. 6., F. 12 et 19. Pl. 11., F. 4 à F. 15.**

L'artère thyro-cervicale ou tronc thyro-cervical, naît de la partie antérieure et supérieure de la sous-clavière ; un peu en dehors de la vertébrale, en dedans des scalènes, très près du bord interne du scalène antérieur, et vis-à-vis de la mammaire interne (1), qui se détache de la partie antérieure et *inférieure* de la sous-clavière.

Le tronc thyro-cervical (Pl. 8, F. 3), placé sur un plan ant.ʳ à la vertébrale, se dirige en haut et plus ou moins en dehors, pour longer le bord interne du scalène antérieur ou même appuyer sur la face antérieure de ce muscle. Il se divise, après un court trajet :

1° En branche externe (4.5), qui se bifurque elle-même presqu'immédiatement, et donne naissance, de bas en haut, à la scapulaire supérieure et à la cervicale transverse superficielle ;

2° En branche interne ou thyroïdienne inférieure (2)

(1) J'ai rencontré, 5 fois sur 110 (Pl. 11, F. 9), un tronc commun à la mammaire interne et à l'artère thyro-cervicale, et 2 fois, un tronc commun à la mammaire interne et à la scapulaire supérieure.

(1) D'après ce que j'ai vu, l'origine de la thyroïdienne inférieure *varie fort peu*. Lors même qu'il existe quelque anomalie, on trouve souvent, à l'endroit de l'origine normale, une artère rudimentaire qui rappelle celle-ci. Enfin la carotide primitive m'a paru fournir bien rarement la thyroïdienne inférieure. (Obs. 2 fois sur 250 sujets).

qui, continuant le trajet primitif du tronc commun, monte le long du bord interne du scalène antérieur, ou anticipe même sur sa face antérieure, en décrivant assez ordinairement une légère courbure à convexité externe. Elle se coude alors sur elle-même, se dirige en dedans, présente les deux courbures décrites par les anatomistes, la première à convexité supérieure, la seconde en sens inverse ; arrive à la glande thyroïde, après avoir passé derrière la carotide primitive, au-devant de la vertébrale, etc.

rtère scapulaire supérieure.

La scapulaire supérieure et la cervicale transverse superficielle divergent immédiatement après leur naissance. La première descend sur le *scalène antérieur*, qu'il serait bien difficile de *couper, sans l'atteindre* ; elle se porte un peu en avant, et plus ou moins verticalement en bas et en dehors, pour gagner le bord postérieur de la clavicule qu'elle suit à petite distance, en devenant horizontale et en croisant la face antérieure de l'artère sous-clavière. Elle passe ensuite au-dessus, rarement au-dessous, du ligament qui convertit en trou l'échancrure coracoïdienne du scapulum, devient de nouveau descendante, etc.

On pourrait donc diviser son trajet en trois portions : 1re descendante et située sur le scalène antérieur ; 2e horizontale et rétro-claviculaire; 3e descendante et scapulaire. Elle occupe la base du triangle sus-claviculaire; et, comme la cervicale transverse superficielle, elle est située derrière le peaucier, le sterno-mastoïdien, l'omoplat- ou scapulo-hyoïdien; au-devant du plexus brachial, etc..

Lors même qu'elle n'est pas fournie par le tronc thyro-cervical, et qu'elle émane directement de la sous-clavière, à 3 ou 4 centimètres en dehors du scalène antérieur, elle est souvent représentée, par une branche rudimentaire, qui naît du tronc thyro-cervical et se

divise en deux rameaux : l'un vertical, l'autre horizontal; celui-ci s'épuise après avoir suivi plus ou moins
long-temps le bord postérieur de la clavicule. (V. Pl. 9,
F. 17.)

————

L'artère cervicale *transverse superficielle* commence
ordinairement par monter un peu, avant de se diriger
en dehors et de traverser le triangle sus-claviculaire.
Cette artère, plus ou moins flexueuse, appuie sur le
*scalène antérieur*, passe au-devant de lui et des nerfs
du plexus brachial, sans jamais s'engager entr'eux.
Elle est située : *derrière* le peaucier, le sterno-mastoïdien,
*l'omoplat-hyoïdien* et son feuillet aponévrotique; *au-devant*
de l'aponévrose qui enveloppe les scalènes et les nerfs
du plexus, aponévrose *derrière* laquelle se trouve la
cervicale transverse profonde. Comme la scapulaire supérieure, la cervicale superficielle est au-devant de
l'aponévrose des scalènes, et placée dans une couche
celluleuse, plus ou moins chargée de graisse et de ganglions lymphatiques. Enfin, arrivée à l'angulaire, au lieu
de pénétrer *sous* ce muscle, comme la profonde, elle
se place entre lui et le trapèze, dans lequel elle se perd.

La cervicale *transverse profonde*, située sur un plan
postérieur, provient de la partie supérieure de la sous-
clavière, dans l'intervalle, et plus fréquemment en dehors des scalènes (d'un point *plus ou moins rapproché*
du bord externe du scalène antérieur; Pl. 8, f. 3, 4, 5.).
Cette dernière considération, négligée jusqu'à ce jour,
nous semble importante, sous le rapport de la ligature
de la sous-clavière, et du lieu où le fil doit être placé.
La cervicale transverse profonde est, en effet, une branche
d'un volume assez considérable : je l'ai vue, plusieurs
fois, égaler le diamètre de la radiale et même de la
cubitale (pièces conservées).

La cervicale *transverse profonde* se porte aussitôt en haut, puis en dehors et ordinairement un peu en bas, de manière à présenter une courbure à convexité supérieure et à s'introduire entre les nerfs du plexus brachial, le plus souvent entre les 6e et 7e nerfs. Elle contourne ensuite horizontalement ou plus ou moins flexueuse, le *scalène postérieur*, et se moule fréquemment sur ce muscle, en décrivant une courbure à convexité externe.

Quelquefois, elle s'introduit entre les fibres du scalène postérieur et passe en grande partie derrière ce muscle : mais on peut dire, d'une manière générale, que la cervicale transverse superficielle appuie sur le scalène *antérieur*, et la profonde sur le scalène *postérieur*.

*Lorsque la profonde manque*, la superficielle se charge de la suppléer, et voici comment elle y parvient. Elle conserve d'abord, jusqu'à l'angulaire, le trajet normal que nous avons décrit, c'est-à-dire qu'elle passe au devant du scalène antérieur, des nerfs du plexus brachial, etc.; mais arrivée à l'angulaire, au lieu de passer au-dessus de lui et de se consumer dans le trapèze, elle plonge au-dessous; suit le bord spinal de l'omoplate entre le rhomboïde et le grand dentelé, arrive à l'angle inférieur de l'os, etc..

En un mot, dans sa portion horizontale et cervicale, elle mérite encore le nom de cervicale superficielle, puisqu'aucune modification n'est apportée à son cours : sa description reste donc la même jusqu'à l'angulaire ; — mais, depuis ce muscle jusqu'à l'angle inférieur du scapulum, elle devient identique à celle de la profonde. Partis d'une première hypothèse (existence simultanée des deux artères), nous sommes arrivés à la seconde (absence de la profonde que supplée la superficielle).

Cette description repose sur l'examen de plus de 160 sujets, examen dont je crois pouvoir déduire les considérations suivantes (j'ai d'ailleurs conservé une trentaine de pièces à l'appui) :

1° La scapulaire supérieure, la cervicale transverse superficielle et la thyroïdienne inférieure naissent souvent par un tronc commun qu'on appellera, si l'on veut, thyro-cervical (1);

2° On a presque toujours compris ou confondu dans une même description, la cervicale transverse superficielle et la cervicale transverse profonde, artères distinctes et dont le trajet diffère notablement, comme le prouve le résumé qui suit.

La *première* provient du tronc thyro-cervical, par conséquent en dedans des scalènes, *passe au-devant* du scalène antérieur et des nerfs du plexus brachial, sans jamais s'engager entr'eux, passe *au-dessus de l'angulaire*, entre lui et le trapèze, se distribue aux parties superficielles du triangle sus-claviculaire, etc.. Cervicale transverse superficielle.

La *cervicale transverse profonde* naît dans l'intervalle ou en dehors des scalènes, par conséquent derrière le scalène antérieur ou du moins sur un plan postérieur; pénètre ou s'engage presque constamment (2) Cerv. trans. profonde.

(1) Artère thyro-cervicale, THEILE. J'engage à voir Pl. 11, F. 4 à 15, quelques-unes des nombreuses variétés du tronc thyro-cervical; et, afin qu'on ne se méprenne pas sur ma pensée, j'ajouterai: 1° le tronc lui-même peut manquer complétement, ce qui est rare; 2° la scapulaire supérieure naît quelquefois beaucoup plus en dehors (Pl. 11, F. 17); 3° la cervicale transverse superficielle peut être rudimentaire ou manquer; 4° la cervicale transverse profonde est assez souvent remplacée par la superficielle; 5° enfin, l'une des cervicales transverses, la première surtout, fournit *quelquefois* la scapulaire supérieure.

(2) Je compte 3 exceptions sur 160 cas.

entre les nerfs du plexus ; passe ordinairemeut au devant du *scalène postérieur* qu'elle contourne ; plonge
*sous l'angulaire*, et descend le long du bord spinal
de l'omoplate (portion descendante ou scapulaire proprement dite). Vient-elle à manquer ? la superficielle
la remplace en ajoutant à son trajet ordinaire celui
qu'affecte la profonde à partir de l'angulaire ; elle lui
emprunte, en un mot, sa portion scapulaire ou descendante.

3° Ce qui augmente encore l'obscurité de certaines
descriptions , c'est une branche , dite *trapézienne ,*
fournie par la scapulaire supérieure, et qu'on *pourrait,*
*dit-on, confondre,* lorsqu'elle se détache près de l'origine
de celle-ci, avec la scapulaire postérieure ou cervicale
transverse de la plupart des auteurs. Il me paraît
évident : que la scapulaire supérieure et les deux cervicales transverses fournissent des branches trapéziennes dont le volume varie ou peut être en raison inverse , suivant les sujets ; et que la cervicale
transverse superficielle , allant se perdre dans le
trapèze , pourrait même être considérée comme une
branche trapézienne. Mais comment se tirer d'embarras, dans les circonstances suivantes , qui sont loin d'être
rares : 1° lorsqu'il existe, indépendamment de la cervicale transverse superficielle , une ou plusieurs branches trapéziennes, fournies par la scapulaire supérieure,
*au moment où l'artère va s'engager dans la fosse sus-*
*épineuse* (CRUV.; t. II, p. 676); 2° quand la cervicale
transverse superficielle supplée la profonde, et qu'elle
acquiert un volume considérable (de la radiale par
exemple), volume bien supérieur à celui de la scapulaire ? Pour procéder logiquement , on est alors forcé

d'admettre, non-seulement que l'artère scapulaire supérieure est fournie *par sa branche trapézienne*, mais encore que celle-ci s'est transformée en scapulaire postérieure, ou cervicale transverse des auteurs, pour passer sous l'angulaire et arriver jusqu'à *l'angle inférieur* de l'omoplate !

---

Signalons la plupart des objets importants qu'on rencontre en procédant des parties superficielles vers les parties profondes, jusqu'à ce qu'on arrive aux scalènes. On trouve, outre la peau et une couche celluleuse peu épaisse : le peaucier, le sterno-mastoïdien, l'omoplat-hyoïdien, la portion profonde de la jugulaire externe, la veine jugulaire interne, *le confluent veineux;* le tronc thyro-cervical ; un peu au-dessous de lui et vis-à-vis, l'artère mammaire interne ; le nerf diaphragmatique, qui passe souvent derrière la cervicale transverse superficielle et la scapulaire supérieure, ou derrière la courte branche commune d'où elles émanent ; se place, plus bas, au devant de l'artère sous-clavière et de la mammaire interne, croise la direction de celle-ci, gagne son côté interne, etc.. On arrive alors au scalène antérieur (1) et successivement :

1° à l'artère sous-clavière ;

2° Aux nerfs du plexus brachial, entre lesquels passe

Anatomie topographique.

(1) On trouve en définitive, au-devant du scalène antérieur, dans un contact plus ou moins immédiat avec lui, c'est-à-dire subordonné à l'ordre suivant : 1° la V. jugulaire interne, le confluent veineux, etc.; 2° les artères : scapulaire supérieure, cervicale transverse superficielle ; cervicale ascendante; puis, le long de son bord interne ou même anticipant sur sa face antérieure : en haut le tronc thyro-cervical et la thyroïdienne inférieure ; en bas, la mammaire interne ; 3° le nerf diaphragmatique dont la situation relative vient d'être indiquée.

la cervicale transverse profonde (lorsqu'elle existe, bien entendu).

3° Au scalène postérieur et à ses insertions vertébrales et costales.

La *première côte*, elle-même, présente plusieurs points à étudier : 1° une dépression peu profonde sur laquelle repose la veine sous-clavière ; 2° le tubercule d'insertion du scalène antérieur ; 3° plus en arrière et en dehors, la gouttière qui loge l'artère ; 4° le lieu d'insertion du scalène postérieur.

———

*Ligature de la sous-clavière*, en dehors des scalènes. On peut arriver à l'artère, sur le cadavre, soit par une incision verticale, soit par une incision transversale : cette dernière me paraît préférable, mais il y aurait de l'avantage sur le vivant, à les combiner, en décrivant ainsi une sorte de ⊥ renversé (MARJOLIN). Voir Pl. 7, F. 11. Chif. 2. . . . . . . . le *tubercule* de la première côte, lorsqu'il offre une certaine saillie, constitue un excellent guide auquel nous croyons devoir ajouter le suivant, qui est fondé sur la position relative des nerfs du plexus brachial et de l'artère sous-clavière. Si l'on comprend pour le moment, sous une même dénomination, celle de cordons, les nerfs et le vaisseau, afin de ne pas supposer résolu le problème en litige, on peut dire que le *cordon le plus inférieur, le plus antérieur et le plus interne*, est précisément *le vaisseau*. Il suffira dès-lors, après avoir mis à découvert le plexus brachial, de procéder de haut en bas, à l'aide de la vue et de la *palpation* ou de celle-ci seulement, jusqu'à la partie inférieure de ce plexus ; c'est-à-dire jusqu'à ce qu'on ne perçoive plus sous le doigt (si l'œil ne peut plonger assez profondément), l'impression d'un cordon plein, dur, cylindroïde, ne s'affaissant point comme une artère vers la partie moyenne, et ne présentant point, comme les vaisseaux de cet ordre, deux rebords plus ou moins saillants. Au lieu de continuer à descendre, on s'arrête alors ; puis, portant le doigt d'arrière en avant et faisant des recherches dans cette direction, on arrive ordinairement à l'artère. Celle-ci est située en effet sur un plan *antérieur* (1) au dernier cordon du plexus ; toutefois, elle descend un peu plus que lui, puisqu'elle repose réellement sur la première côte.

## PLANCHE 9. — 19 Fig.

Anatomie du membre supérieur : myologie, angéiologie ; rapports des artères, des veines et des *nerfs* les plus importants.

F. 1. — Myologie : Couche superficielle des muscles antérieurs du bras et de l'avant-bras.

F. 2. — Couche musculaire profonde, artériologie et névrologie.

F. 3, 4, 5, rapports de l'art., de la V. axillaire, de la V. céphalique, du canal veineux collatéral et des nerfs du bras, surtout du médian, rapports variables selon le lieu de jonction de ses racines. (Voir Pl. 10).

Il est assez curieux de suivre dans ses métamorphoses la description des rapports du nerf médian avec l'artère humérale ; car elle a singulièrement varié à différentes époques.

*Nerf médian.*

Boyer, Bichat, Hip. Cloquet, placent le nerf en *dedans* de l'artère. La plupart des auteurs modernes le décrivent comme étant : *externe* en haut ; puis antérieur ; enfin *interne* en bas. Citons seulement MM. Cruveilhier et Sappey :

(1) Dans quelques cas exceptionnels, la racine externe du nerf médian croise la face antérieure de l'artère sous-clavière.

« Le nerf médian est situé au-devant de l'artère, excepté
» en haut, où il est en dehors, et en bas, au voisinage
» du coude, où il est en dedans. CRUV., t. 2, p. 690.
« Le nerf placé supérieurement en dehors du tronc arté-
» riel, et plus bas à sa partie antérieure, occupe inférieu-
» rement son côté interne ; il la *croise*, par conséquent,
» sous un angle très aigu, en passant au-devant d'elle. »
— SAPPEY. P. 458.

Depuis 1842, je me suis occupé de cette question.
J'ai examiné 135 sujets à Cherbourg, et plus de 200
à Brest ; et j'ai fait constater ce que j'avance par un
grand nombre de Chirurgiens de la Marine, que
j'exerçais à la ligature des artères. Voici ce que j'ai
observé :

1° Le nerf médian est antérieur à l'artère humérale
dans la plus grande partie de son étendue, excepté
à la partie inférieure du bras, où il est interne ;

2° Au lieu d'être *externe*, *à la partie supérieure*, il
est *ordinairement antérieur* et *interne* ; en un mot,
lorsqu'il incline d'un côté ( car quelquefois, il est
seulement *antérieur* ), c'est du côté interne qu'il se
rapproche.

La démonstration *est facile*, sur un sujet injecté ou
non ; il suffit d'inciser la peau, l'aponévrose, d'ouvrir
la gaîne avec précaution, comme si l'on voulait pratiquer la ligature de l'artère à sa partie supérieure :
c'est *ordinairement* le nerf, et non l'artère, qui apparaît alors *le premier*, en procédant de la partie interne
du bras vers l'externe ; donc, le nerf est plus rapproché
que l'artère, de la ligne médiane du corps ; donc, il
incline du côté interne. Le plus souvent même, lorsque le
nerf est réellement *externe* en haut, il y a anomalie, c'est-
à-dire qu'il devient plus bas, *postérieur* à l'artère, du
moins dans une grande partie de son trajet ; aussi, lorsqu'on remarque cette dernière disposition, on peut annon-

cer, *presqu'à coup sûr*, que le nerf est externe en haut : sur 19 ou 20 cas, je compte deux exceptions seulement. Ajoutons aussitôt que le médian, malgré l'anomalie de sa position, en haut où il est externe, et plus bas où il est postérieur à l'artère, vient inférieurement, comme dans l'état normal, se placer au côté *interne* de ce vaisseau.

On est donc fondé à déduire cette conséquence qui peut être précieuse au point de vue opératoire : le nerf est presque toujours *interne en bas*, lors même que sa position est anormale ailleurs. Je ne fixe point, en millimètres, la distance du nerf et de l'artère au pli du bras, parce qu'elle varie depuis le contact immédiat jusqu'à un centimètre environ : J'ai même vu quelquefois en ce lieu, le médian *antérieur* et *interne*. Je dirai enfin que, sur 335 sujets *au moins*, je n'ai trouvé que *deux fois*, le médian *externe*, à la partie inférieure du bras.

Pl. 9, F. 6. Épaule et bras vus par la face postérieure, avec l'ensemble des artères qui circonscrivent le scapulum, contournent le col de l'humérus, ou descendent sur le bras.

Artères scapulaires : supérieure, 4; postérieure, 10; inférieure, 15. 12, rameau acromial de l'art. du même nom; 16, circonflexe postérieure ou principale deltoïdienne, contournant le col de l'humérus, après avoir passé dans une ouverture circonscrite : en dehors, par cet os; en dedans, par la longue portion du triceps; en haut, par le sous-scapulaire (plan antérieur), et le petit rond (plan postérieur); en bas, par le grand rond.

21, Humérale profonde, ses deux branches terminales; leurs anastomes avec les récurrentes radiales et cubitales,

F. 6 *bis*. — Circonflexe postérieure, 16, fournie par l'humérale profonde, et remontant derrière le tendon du grand dorsal et du grand rond pour arriver au trou scapulo-huméral de VELP. — (Obs. 16 fois). — V. MECKEL, t. 2, p. 387.

F. 7. — Région antibrachiale, antérieure et profonde.

F. 8. — Tendon du fl. superficiel.

F. 9. — Tendon du fl. profond.

F. 10. — Artériologie et principaux nerfs de l'avant-bras (face antérieure) ; artères de la main.

F. 11. — Système veineux superficiel du pli du bras, coude, avec les entrelacements des branches nerveuses, fournis par les Nerfs cutané int. (*c. i.*) et musculo cutané (*m. c.*)

*Ra'*, radiale principale : elle contourne le bord externe de l'avant-bras (partie inférieure), de bas en haut, d'arrière en avant, arrive ainsi à la face antérieure, et continuant à monter, se rapproche de la ligne médiane pour se jeter dans le *confluent* formé par les deux médianes (basilique et céphalique), par la branche (*com*) qui fait communiquer le système veineux superficiel avec le profond. C'est ordinairement *cette radiale*, et non la *médiane commune* (veine assez grêle en général, lorsqu'elle existe), qui s'ouvre au sommet de l'angle du milieu de l'M formé par le plan veineux superficiel du pli du bras. On voit souvent *la* ou *les* veines situées *réellement* sur la ligne médiane de la face antérieure de l'avant-bras, se rendre à la cubitale antérieure. On n'est donc pas en droit de dire alors que la médiane commune se divise, au pli du coude, en deux branches : l'une externe ou médiane céphalique, l'autre interne ou médiane basilique.

## PLANCHE 10. — 12 Fig.

---

### *Région axillaire ; Anatomie topographique ; Ligature de l'axillaire.*

---

*Veine céphalique.* — CE. (F. 2 à F. 9) ; ses principales dispositions.

Dans la première, qui est la plus fréquente (F. 3.), elle monte sur l'apophyse coracoïde, passe sur le ligament coraco-claviculaire interne (V. p. 49), puis sur le sous-clavier ou au-devant de lui, en marchant de dehors en dedans, et graduellement en bas, de manière à décrire une arcade à convexité supérieure externe, et à venir percer l'aponévrose axillaire au-dessous de la partie inférieure du sous-clavier. Par conséquent, l'épaisseur de ce muscle représente avec assez d'exactitude la distance de la céphalique à la clavicule, ou plus précisément encore, l'endroit où elle plonge sous l'aponévrose pour se jeter dans l'axillaire. N'est-il pas évident, d'ailleurs, qu'il faudra bien spécifier le lieu où la mensuration aura été pratiquée, quand on voudra faire connaître à quelle distance de l'os se tient la céphalique dans son trajet ou sa portion sous-claviculaire, puisqu'elle décrit assez fréquemment une courbure à convexité supérieure (F. 3 et 4.)?

Dans une deuxième disposition, on n'observe pas d'arcade proprement dite ; la veine se borne à cotoyer le sommet et le bord interne de l'apophyse coracoïde, ainsi que le bord antérieur du ligament coraco-claviculaire interne : dans ce cas, la portion sous-claviculaire est à-peu-près horizontale. D'autres fois, enfin, cette portion est nulle ; la céphalique suit un trajet oblique en haut et en dedans, sur la face antérieure du tendon du petit pectoral, et arrivée au-dessous du sous-clavier, perce l'aponévrose axillaire; etc.

F. 3, céphalique recevant l'acromiale : F. 5, tronc commun de la CE, de l'acromiale et des thoraciques supérieures ; F. 8, tronc commun de la CE et du canal collatéral axillaire.

*Ce canal collatéral*, que j'ai rencontré plusieurs fois, est representé Pl. X, de la F. 5 bis à 11. Il communique ordinairement en bas avec la veine humérale externe, soit par de petites ramifications, soit largement, et semble alors la continuation de l'humérale elle-même, qui se bifurque (F. 11.). Quoi qu'il en soit, ce canal recueille le sang que lui apportent les veines circonflexes antérieures et quelques autres, peu importantes, du creux de l'aisselle ; monte au-devant du muscle sous-scapulaire, en cotoyant la partie externe de l'artère axillaire, passe plus fréquemment derrière qu'au devant de la racine externe du nerf médian, et croise la face antérieure de l'artère pour s'ouvrir, en définitive, dans la veine axillaire, à une distance quelquefois très rapprochée de la clavicule; ce qui augmente encore les difficultés inhérentes à la ligature artérielle.

F. 5, 6, 8, 9, 10. — Plusieurs exemples de tronc acromio-thoracique, naissant, à *angle aigu en haut*, de la partie antérieure et interne de la sous-clavière, à 2 centimètres 1{2 ou 3 centimètres (terme moyen), au-dessous de la clavicule, derrière le petit pectoral, et non *au niveau de son bord supérieur*. Ce tronc, ordinairement contourné par quelques nerfs thoraciques, se dirige en haut et un peu obliquement en dedans, au-devant de la veine axillaire ; après un trajet qui varie depuis un grand centimètre jusqu'à 1 centimètre 1{2, il atteint le niveau du *bord supérieur* du petit pectoral, et *c'est alors* qu'il se bifurque, en branche externe ou acromiale, en branche interne ou thoracique. Il n'est pas très rare de voir naître, dans l'intervalle des deux branches principales, une artère peu volumineuse qu'on pourrait appeler sous-claviculaire, si elle méritait un nom. Elle monte en effet vers l'extrémité interne de la clavicule, après un trajet oblique en dedans, et donne des rameaux à cet os, à la portion claviculaire du grand pectoral au sous-clavier, etc..

Quant à l'artère dite acromiale, on la voit bientôt se subdiviser en deux rameaux, l'un inférieur, descendant, appelé deltoïdien ; l'autre supérieur, presque toujours ascendant, plutôt qu'horizontal ; du moins il ne se dirige en dehors qu'après avoir sensiblement monté pour se rapprocher du bord antérieur de la clavicule, qu'il suit plus ou moins fidèlement jusqu'à l'acromion, etc.. La portion ascendante du rameau supérieur (dit acromial) sera d'autant plus longue que l'origine du tronc acromio-thoracique sera elle-même plus distante de la clavicule : elle disparaîtra même, pour ainsi dire, *et le rameau supérieur* deviendra presque horizontal, si cette origine est rapprochée de l'os. Le rameau inférieur n'accompagne point toujours la céphalique dans l'espace deltoïdo-pectoral ; il se borne quelquefois à lui fournir une artériole, tandis qu'il a pour satellite une des veines thoraciques. Cette artériole elle-même peut faire défaut.

Il nous semble évident que la naissance du tronc acromio-thoracique, derrière le petit pectoral, et par conséquent au-dessous du niveau de son bord supérieur, est une disposition favorable au succès de la ligature de l'artère axillaire dans le triangle clavipectoral ; puisque l'opérateur jouit d'un plus grand espace, pour placer le fil à une certaine distance au-dessus du tronc lui-même.

Rapports du nerf médian avec les artères, axillaire et humérale (Voir aussi Pl. 9 et 11) ; dispositions diverses du nerf médian et de ses racines.

Le nerf recouvre plus ou moins l'artère axillaire, et ses rapports avec elle varient, suivant : 1° la distance qui sépare de la clavicule le V dans lequel s'engage le vaisseau ; distance qui, sur le même sujet, diffère assez souvent, selon qu'on étudie le bras droit ou le bras gauche ; 2° la largeur de chacune des racines, et celle du nerf lui-même ; 3° la direction, l'espèce d'obliquité de la racine externe ou de l'interne ; 4° leur réunion ou fusion, soit au côté interne, soit au côté externe, soit même au côté *postérieur* de l'axillaire ou de l'humérale (Pl. 11, F. 38, 39), etc..

Pl. 10, F. 6. — Le médian, très large, couvre presqu'entièrement l'axillaire.

Pl. 10, F. 7. — Le V du médian est situé à 5 ou 6 centimètres au-dessous de la clavicule ; le nerf est antérieur et interne, relativement à l'artère axillaire qui le déborde, en dehors, dans une étendue variable. Quelquefois, au contraire, les deux racines du médian se réunissent très bas, 8, 10 centimètres au-dessous de la clavicule, beaucoup plus rarement vers le milieu du bras : deux fois même, j'ai vu cette réunion s'effectuer au quart inférieur du membre.

L'axillaire et l'humérale peuvent être intermédiaires aux deux racines dont l'externe, placée ordinairement sur un plan un peu antérieur, suit le côté externe des deux artères, tandis que la racine interne longe le côté interne et postérieur des vaisseaux (Pl. 9, F. 5 *bis* et Pl. 11, F. 38). Dautres fois la racine externe croise la face antérieure de l'axillaire (Pl. 10, F. 10).

---

*Ligature de l'artère axillaire, dans le triangle clavi-pectoral.* (Procédé de l'auteur. Pl. 10, F. 1, 2.)

*Premier temps.* — Incision cutanée qui commence à 3 ou 4 centimètres de l'articulation sterno-clavicu-laire, au niveau de la partie inférieure de la clavicule, se dirige transversalement en dehors jusqu'à un grand cent. au-delà de l'espace deltoïdo-pectoral ou de l'union du tiers externe de la clavicule avec son tiers moyen. Elle change alors de direction, et s'incline en bas, mais graduellement et en décrivant une ligne courbe à convexité supérieure et externe; continuant à descendre parallèlement à l'espace deltoïdo-pectoral, c'est-à-dire un peu obliquement en dehors, elle s'arrête au niveau du tiers supérieur de cet interstice musculaire. On peut abaisser encore la limite inférieure de l'incision, suivant les difficultés présumées de l'opération.

*Deuxième temps.* — On procède, de dehors en dedans ou du deltoïde vers le grand pectoral, à la recherche de la veine céphalique que loge l'intervalle de ces deux muscles : on la suit de bas en haut jusqu'auprès de la clavicule, où elle disparaît sous la portion claviculaire du grand pectoral pour contourner le bord inférieur du sous-clavier, percer l'aponévrose et se jeter dans la veine axillaire. On peut souvent la poursuivre dans cette dernière partie de son trajet, après l'exécution du 3e temps; ce qui permet de l'éviter, puisqu'on la voit, et ce qui indique assez bien l'endroit où se trouve la veine axillaire elle-même.

*Troisième temps*. — On coupe sur la sonde cannelée, dans l'étendue que l'incision cutanée a mise à découvert, la portion claviculaire du grand pectoral, en évitant la veine céphalique et en rasant la clavicule. Il importe de ne pas laisser adhérent à cet os un petit lambeau de muscle, qui est au moins inutile, qu'il faut maintenir relevé, et qui, malgré cette précaution, projette de l'ombre sur le théâtre de l'opération, rendu déjà si obscur par la profondeur à laquelle on agit.

*Quatrième temps* — On abaisse la veine céphalique et les vaisseaux *acromiaux* proprement dits ; si ces derniers gênent trop, on peut les couper et les lier. Toutefois, la ou les veines acromiales ne seraient liées, que si elles offraient un certain volume.

*Cinquième temps.* — On pratique une incision transversale de 3 centimètres, sur l'aponévrose ou étui fibreux du sous-clavier, au-dessus de la veine céphalique et de son embouchure dans la veine axillaire, sur un point, par conséquent, où ces deux vaisseaux ne courent aucun risque.

On peut encore, pour plus de sécurité, tourner en haut ou vers la face inférieure de la clavicule, le tranchant de l'instrument.

On introduit une sonde cannelée (au-dessus de la veine céphalique), et sous le ligament *coraco-claviculaire interne* (1); ligament constitué par des fibres très fortes

---

(1) Je me permets de lui donner ce nom pour le distinguer des ligaments coraco-claviculaires antérieur et postérieur. C'est sans doute ce ligament que M. Cruv. appelle aponévrose *costo-claviculaire*, t. 1. p. 455.

Disons, *très succintement*, qu'on trouve, dans la région axillaire, outre la peau, le *fascia superficialis*, etc. : 1° le grand pectoral, avec le feuillet antérieur et le feuillet postérieur de sa gaîne; 2° une couche fibro-celluleuse (avec ou sans tissu adipeux), contenant les vaisseaux thoraciques supérieurs et les ramifications nerveuses qui les accompagnent ; 3° le sous-clavier, le petit pec-

qui, de la face inférieure de la clavicule et de l'aponévrose du sous-clavier, se dirigent horizontalement
en dehors, pour s'insérer au bord interne et à la face
supérieure de l'apophyse coracoïde. Il est facile de
reconnaître la situation de ce ligament et la direction
de son bord antérieur, même à travers la peau, chez
les personnes un peu maigres. - Lorsque la sonde est
introduite sous le ligament, on le coupe de bas en haut,
jusqu'à ce qu'on ait rejoint l'extrémité externe de l'incision transversale pratiquée à l'étui fibreux du sous-
clavier.

*Sixième temps.* — Il suffit de faire agir l'extrémité de la sonde cannelée : 1° pour porter en bas
et en dedans la veine axillaire qui, privée du sou-

toral, l'aponévrose *axillaire* de VELPEAU ( coraco-claviculaire ,
clavi-axillaire du même auteur) ; 4° les vaisseaux et nerfs principaux ; les vaisseaux thoraciques inférieurs , scapulaires inférieurs, etc., du tissu cellulaire ou cellulo-adipeux, des ganglions
lymphatiques, etc...
Nous supposerons, pour l'intelligence du trajet de l'aponévrose
axillaire, qu'elle part de l'étui fibreux du sous-clavier, et qu'elle se
divise en deux ordres de fibres : les unes , très fortes , *ligamen-
teuses* , se portent en dehors , et se rendent au bord interne de
l'apophyse coracoïde (*ligament coraco-claviculaire interne*) ; les
autres continuant à descendre , sous forme de toile fibreuse ,
constituent l'aponévrose axillaire proprement dite. Celle-ci *comble*
l'espace intermédiaire au sous-clavier et au petit pectoral (triangle
clavi-pectoral), passe au-devant des vaisseaux et nerfs axillaires ,
adhère à la veine de ce nom ; s'ouvre ou se *bifolie* au niveau du
bord supérieur du petit pectoral , pour envelopper ce muscle ;
arrive à son bord inférieur; redevient unique ou simple, et *comble*
l'espace triangulaire situé, entre ce bord inférieur en dedans et en
haut, le coraco-brachial en dehors, la voûte *cutanée* du creux de
l'aisselle, en bas; voûte à laquelle elle s'attache, et qui lui doit sa
forme spéciale. Quelques anatomistes (GERDY, etc.) l'ont revêtue ,
dans cet espace triangulaire, d'un nom particulier (ligament sus-
penseur de l'aisselle). J'ai suivi quelquefois des *fibres distinctes*, provenant de l'apophyse coracoïde , de l'aponévrose du coraco-brachial et biceps, etc.
............ il est évident que dans la ligature de l'axillaire au-
dessus ou au-dessous du petit pectoral, il faut diviser l'aponévrose
ci-dessus décrite, puisque, *derrière* elle , se trouvent les vaisseaux
et les nerfs.

tion que lui prêtait l'aponévrose du même nom ,
à laquelle elle adhère, se laisse entraîner au gré de
l'opérateur avec tout le système veineux annexe (céphalique, thoraciques, etc.) ;

2° Pour se créer un large espace où l'on apercevra
bientôt le plexus brachial , surtout la racine *externe*
et *antérieure* du nerf médian. Cette racine m'a paru
devoir être préférée à la veine, comme point de *repère*;
la veine constituant plutôt *un écueil* qu'il faut tenir à
distance. La racine du médian offre au contraire un
point de ralliement beaucoup moins perfide , dont la
lésion serait moins grave, et qu'il est en général facile
de reconnaître. C'est précisément, parce que le nerf se
présente en quelque sorte , de lui-même, à l'opérateur ;
c'est parce que j'ai vu fréquemment, malgré nos avis
préalables, l'*extraire* de la plaie , et le prendre pour
l'artère, dans nos exercices à l'amphithéâtre , que je
me suis arrêté à la pensée de le choisir pour guide :
je n'ai eu qu'à m'en louer.

L'artère , placée sur un plan postérieur, est plus ou
moins cachée par la veine axillaire et par la racine externe du nerf médian, suivant la distance à laquelle
on se trouve de la clavicule, suivant les variétés indi-
viduelles, l'état de distension du système veineux, etc..
Elle est comprise, en outre, dans une sorte de triangle à base supérieure , constitué en haut par la clavicule et son muscle satellite, en dehors et en avant
par la racine nerveuse, en dedans et en avant par la
veine. Or, pour arriver à lier plus facilement le vaisseau
artériel , il suffira d'agrandir l'aire de ce triangle, c'est-
à-dire de démasquer l'artère, en portant la veine , *en
dedans* et *en bas* , le nerf , *en dehors*. — L'instrument
conducteur du fil passera entre l'artère et la veine.

## PLANCHE 11. — 47 Fig.

Anomalies des artères sous-clavière, humérale, etc.; anomalies des veines du cou ; système veineux profond du pli du bras. Anomalies musculaires, relatives au trapèze F. 2, à l'omoplat-hyoïdien F. 3, au grand dorsal F. 1 ; faisceau accessoire de ce dernier muscle, passant au-devant de l'artère humérale et des muscles coraco-brachial et biceps pour aller se confondre avec le tendon du grand pectoral. Ce faisceau devrait être coupé sur la sonde cannelée, dans l'opération de la ligature de l'humérale. V. MALG., Anat. chir. t. 2, p. 409.

F. 1. Artère sous-clavière passant devant le scalène antérieur, au lieu de s'introduire dans l'intervalle des deux muscles : presque entièrement masquée par la veine sous-clavière, elle se trouve en contact immédiat avec elle. La ligature deviendrait plus difficile et plus dangereuse, dans le cas d'une anomalie semblable : je l'ai, d'ailleurs, rencontrée très rarement (3 fois, sur plus de 200 sujets).

F. 1, 1 (bis), 18 (bis). Division de l'axillaire en deux branches d'un volume à peu près égal : l'une interne, représentant le trajet ordinaire de l'artère, se continue avec l'humérale ; l'autre externe et supérieure, se porte en dehors et légèrement en bas, pénètre dans le V du nerf médian (1), passe au devant du radial, du circonflexe, et fournit presqu'aussitôt la

_____

(1) Le médian, externe, en haut, relativement à l'humérale, devient ensuite postérieur; il est interne, en bas.

scapulaire inférieure ; puis , après un trajet de 2 ou 3 centimètres, se termine par une sorte de bouquet trifide : *humérale profonde* , et les deux circonflexes : la première descend presque verticalement, et va joindre le nerf radial. (Obs. six fois). V. Cruv. t. 2. p. 685.

F. 16. Anomalie de l'artère axillaire qui contourne en spirale la veine du même nom ; située d'abord derrière celle-ci, elle se porte à son côté interne, croise sa face antérieure et arrive à son côté externe. (Obs. 1 fois seulement).

F. de 5 à 14. Variétés d'origine des branches du tronc thyro-cervical, de la mammaire interne, etc.

F. 17. Artère scapulaire inférieure, 15, volumineuse, naissant très haut, de l'axillaire et sur un point *fort rapproché* du tronc acromio-thoracique, 12. (Obs. 9 fois).

Même Fig. Artère scapulaire supérieure , 4, provenant du côté supérieur de la sous-clavière, à 3 ou 4 centimètres en dehors du bord externe du scalène antérieur, près de la clavicule ou même derrière ; sur les limites, en un mot, des artères sous-clavière et axillaire. Il est digne de remarque qu'elle passe fréquemment derrière le cordon fourni à la racine externe du nerf médian , par les 5ᵉ et 6ᵉ branches du plexus brachial , et devant les autres nerfs de ce plexus, ou (d'une manière peut-être plus précise) dans une anse nerveuse formée en avant par le cordon ci-dessus désigné , en arrière par un autre cordon que la 7ᵉ branche du plexus envoie à cette même racine externe du médian. Enfin, je l'ai vue s'engager avec le nerf sus-scapulaire *au-dessous* du ligament de l'échancrure coracoïdienne , tandis que, lorsqu'elle émane du tronc thyro-cervical , la scapulaire supérieure ,passe habituellement *au-dessus*.

L'origine et le trajet de la scapulaire supérieure , ci - dessus décrits , semblent résulter de l'accroissement , en volume et en longueur, d'une artère que j'ai rencontrée plusieurs fois , et qui se rend à la fosse sous-scapulaire , se distribue au muscle de ce nom , etc.. Je conserve une douzaine de pièces à l'appui. MECKEL , t. II. p. 381 , dit quelques mots de cette artère; mais il ne parle ni de l'anse nerveuse , ni de plusieurs autres particularités.

F. 18. Jugulaire externe J. E., allant se jeter dans la la céphalique, au-dessous de la clavicule.

F. 19. céphalique montant au - devant de cet os , et s'ouvrant dans la J. E.. - F. 20, veine faciale croisant obliquement , de haut en bas et d'avant en arrière , la direction du sterno-mastoïdien; arrivant à la partie inférieure du cou, très près de la clavicule pour se jeter dans la J. E.. J'ai vu fréquemment la V. faciale s'ouvrir dans la J. E.; disposition d'une certaine importance au point de vue de la ligature de la carotide, et même de la sous-clavière, lorsque la jonction des deux veines s'effectue très bas.

---

Système veineux profond du bras et spécialement du pli du coude. (9 Fig.)

Divers modes de réunion et d'anastomose des veines cubitales et radiales profondes , pour constituer les deux satellites humérales.

F. 23. Les deux radiales profondes formant un tronc unique qui se réunit à la cubitale externe , et donne naissance à la satellite humérale, appelée externe : la satellite humérale interne est la continuation de la cubitale interne.

F. 24. Le tronc unique des radiales se réunit aux cubitales pour constituer une seule veine, *placée au-*

*devant* de l'artère, comme dans la F. 23. Cette veine se divise ultérieurement en satellite humérale externe et en satellite interne.

Les autres figures représentent des dispositions variées du plan veineux profond.

Il importe de remarquer qu'on rencontre assez fréquemment au pli du coude, au-devant de l'artère humérale et en contact avec elle, une veine satellite d'un volume assez considérable , disposition qui , ce me semble , n'a pas encore été signalée : aussi ai-je vu de jeunes chirurgiens prendre cette veine pour l'artère , et vouloir en pratiquer la ligature. L'oubli de ce fait anatomique expose, en outre, à la lésion du vaisseau lui-même , qui est ordinairement la veine satellite humérale , *dite externe*. Malheureusement cette dénomination tend à induire en erreur , du moins quand on étudie cette veine au pli du coude, où elle peut non seulement être située au-devant de l'artère, mais encore incliner plutôt vers le côté interne que vers l'externe : ce n'est souvent qu'au-dessus du niveau de l'épitrochlée (quelques fois 4 à 5 centimètres), qu'elle se rapproche du côté externe : v. F. 23 , 24.

**F. 32 à 36. Bifurcation prématurée de l'art. humérale.**

Le **N**. Médian affecte diverses positions : souvent intermédiaire aux deux branches de bifurcation dans une étendue plus ou moins grande, et plus ou moins serré entr'elles, il pourrait être *lésé* à l'occasion de la ligature artérielle, ou *compris* dans l'anse du fil.

**F. 35 , 36. Art. radiale, naissant du côté interne du tronc commun, contournant le N médian , de dedans en dehors , de haut en bas , d'arrière en avant, et croisant sa face antérieure ainsi que celle de la**

cubitale : — plus bas le nerf suit assez fidèlement
l'art. cubitale.

F. 38 à 44. Anomalies du N. médian. F. 38, les deux
racines, après avoir cotoyé les bords correspondants
de l'axillaire, se réunissent derrière l'art. humérale :
le nerf devient par conséquent postérieur, excepté
*en bas* où il est *interne*.

F. 39. Disposition analogue. Toutefois, la racine externe est seule visible ; l'interne, peu volumineuse,
mériterait plutôt, dans ce cas, le nom de postérieure.

F. 40, 41. Le nerf antérieur et interne, à l'égard
de l'axillaire, s'enroule en décrivant une ligne spiroïde
autour de l'humérale, et gagne successivement, le côté
externe, la face postérieure, le côté interne de l'artère.

F. 42. Cas très rare. Nerf médian, *externe*, dans
le quart inférieur du bras.

## PLANCHE 12. — 23 Fig.

Bassin: arthrologie, myologie, artères, veines et
nerfs principaux ; coupes variées pour montrer leurs
rapports.

F. 10. Rapports des artères iliaques avec leurs veines
satellites : trajet de plusieurs autres veines du bassin,
entr'autres, sacrée moyenne, sacrées latérales, obturatrice ; l'artère de ce nom est intermédiaire à la
veine qui est *au-dessous*, au *nerf* obturateur (1) qui
est *au-dessus*, et sur un plan un peu antérieur (F. 10,
11, 13).

F. 8, 9, 16. Régions anale et périnéale ; apo-
névroses du périnée, etc.. F. 18, paroi abdominale
antérieure, vue par la face postérieure ( coupe de

(1) V. Cruv., t. 2, p. 720 ; Sap., t. 2, p. 367.

Blandin) ; anneau inguinal *intérieur* et supérieur ,
anneau crural , etc.. F. 19., hernies inguinales (*externe,
moyenne, interne*); forme , direction , rapports avec les
vaisseaux.

Hernie crurale moyenne.

F. 20 et 21. — Procédés de l'auteur pour la ligature
des artères iliaques, primitive, interne et externe : ils
participent de ceux d'Abernethy et d'A. Cooper. L'incision *cutanée*, d'abord oblique de haut en bas et de
dedans en dehors, parallèle à la direction de l'iliaque
externe ou primitive , mais plus ou moins en dehors
de leur trajet (selon les cas) , se recourbe en dedans
lorsqu'elle arrive à l'arcade fémorale, pour la suivre
pendant quelque temps, et s'arrêter, terme moyen , à
un grand centimètre au-delà du côté interne de l'iliaque externe ; après avoir passé au-devant de l'extrémité
inférieure du vaisseau. Celui-ci fournit l'artère épigastrique à 5 ou 6 millimètres environ , au-dessus de
l'arcade , assez rarement plus haut : La circonflexe
naît *presque toujours* un peu au-dessous du niveau de
l'épigastrique.

F. 11, 12, 13, 14. — Comme on le sait, l'artère
hypogastrique ou iliaque interne se divise assez ordinairement, après un court trajet, en deux troncs principaux, l'un antérieur, l'autre postérieur : celui-ci fournit la fessière, fréquemment la sacrée latérale (ou mieux
les deux sacrées latérales), et même l'iléo-lombaire ;
tandis que les autres branches de l'hypogastrique émanent du tronc antérieur (1) : ombilicale, vésicales ,
obturatrice, hémorrhoïdale moyenne, utérine, vaginale ; enfin, honteuse interne et ischiatique, qui naissent souvent par un tronc commun inférieur et terminal.

(1) Ajoutons immédiatement qu'il y a de nombreuses exceptions.

Artère fessière
12, de F. 11 à 15,
et Pl. 13, F. 4.

Le tronc *postérieur*, tronc *fessier*, artère fessière, 11, se porte d'abord en bas et en arrière ; puis, *en dehors*, pour croiser la direction du tronc antérieur, et s'engager entre le nerf lombo-sacré et le premier nerf sacré, en décrivant, dans le bassin, une première courbure à concavité externe, à convexité interne et postérieure ; tandis que le tronc *antérieur* offre assez souvent une convexité antérieure. Continuant à se porter *en dehors* et plus ou moins en bas, la fessière arrive à la partie supérieure de l'échancrure sciatique : elle contourne alors l'os lui-même, et, se réfléchissant, de bas en haut, l'embrasse étroitement dans une sorte d'anse ou de courbure à concavité supérieure. Si l'on veut bien, maintenant, se rappeler l'ensemble du trajet de l'artère, il devient évident qu'elle doit cesser bientôt de se diriger, *dans le bassin*, en bas et en arrière : il faut qu'elle s'éloigne de la ligne médiane, c'est-à-dire qu'elle se porte en dehors pour atteindre l'os iliaque et l'échancrure sciatique, sous peine de ne point arriver à sa destination ou plutôt de s'en écarter à jamais. - Elle émerge du bassin au-dessus du pyramidal, entre lui et le petit fessier, et se divise *presqu'immédiatement* en deux ou même trois branches, quand elle fournit l'ischiatique, ce qui n'est pas extrêmement rare. Des deux branches qui appartiennent réellement à la fessière, l'une est superficielle, l'autre profonde : la description de la première varie suivant les auteurs.

« La branche superficielle se *porte horizontalement* en *avant*, entre le grand et le moyen fessiers, et se distribue en presque totalité à la partie supérieure du grand fessier.» CRUV., t. 2, p. 724.

« Placée entre le grand et le moyen fessiers, elle se porte » transversalement en dehors jusqu'au voisinage de l'épine » iliaque antérieure et supérieure.... » SAPPEY, angéiologie, p. 481.

D'après Lisfranc, t. 2, p. 969, la branche superficielle se dirige en arrière et en haut; et, après avoir formé avec l'axe du tronc un angle de 55° environ, à sinus supérieur, elle contourne le bord postérieur du moyen fessier, pour se porter définitivement en avant. Ce que j'ai vu, dans la majorité des cas, est conforme à la description de Lisfranc. mais je ne puis partager son opinion lorsqu'il dit : « Après » avoir parcouru, depuis sa sortie du bassin, *dix lignes* » d'étendue, en se portant en haut et en avant, entre » les muscles moyen et petit fessiers, en longeant lebord » supérieur de ce dernier, l'artère fessière se divise en deux » branches....»

Malheureusement, cette division de l'artère a lieu presqu'immédiatement après sa sortie du bassin. L'espace sur lequel on peut jeter un fil, dans l'opération de la ligature de la fessière hors du bassin, est donc fort court, puisqu'il faut placer ce fil entre le lieu d'émergence de l'artère et celui où elle se divise.

Pl. 12, de F. 11 à 15. La honteuse interne, 13, et l'ischiatique, 12, naissent souvent par un tronc commun, qui parait terminer l'hypogastrique. La première (F. 14, 16), ordinairement moins volumineuse que la seconde, décrit dans son ensemble une courbure à concavité antérieure et supérieure.

L'ischiatique provient quelquefois, *dans le bassin même*, d'un tronc commun avec la fessière ; son trajet habituel n'est pas alors sensiblement modifié : d'autres fois, elle est représentée par une branche qui descend *à l'extérieur du bassin* (branche inférieure de l'espèce de trifurcation que présente, dans ce cas, la fessière à l'endroit de son émergence du bassin, audessus du pyramidal).

Ordinairement l'ischiatique, placée sur un plan postérieur à la honteuse interne, descend, dans le bassin, parallèlement à cette artère dont elle se rapproche inférieurement, pour sortir du bassin en formant avec elle un *entrecroisement remarquable* (Pl. 12, F. 15, et Pl. 13, F. 4). Cet entrecroisement résulte de ce que l'ischiatique, située en ce point, derrière et au-dessous de la honteuse interne, se porte *en dehors*, tandis que celle-ci se dirige *en dedans* pour rentrer dans le bassin.

## PLANCHE 12 bis, ou PL. E *(ad libitum)*.

Organes génito-urinaires, coupes du bassin, sutures intestinales, hydrocèle (1), castration, hernies, sutures, principaux calculs urinaires, lithotritie *(instruments importants)*, taille, etc..

## PLANCHE 13 . — 20 Fig.

Membre abdominal ou inférieur. Muscles, artères; veines et nerfs principaux.

**F. 2** (*bis*). — Anomalie *dangereuse* sous le rapport de la ligature de la fémorale. La veine s'enroule autour de l'artère, en décrivant de bas en haut une sorte de ligne spiroïde; vient se placer *au-devant* de l'artère; occupe cette position dans tout le *tiers moyen* de la cuisse, passe alors au côté externe du vaisseau, puis derrière, et arrive enfin à son côté interne.

Depuis 1844, j'ai observé, trois fois, cette anomalie qui est heureusement fort rare. M. PETIT m'a montré récemment un quatrième cas.

(1) *Hydrocèle*. Lorsque la tumeur est peu volumineuse; la peau épaisse, médiocrement distendue; le testicule peu apparent; je conseille de faire un petit pli au scrotum, d'inciser ce pli dans l'étendue nécessaire à l'introduction du trocart qu'on pousse doucement jusqu'à la cavité de la tunique vaginale. Disons en passant qu'il n'est pas fort rare d'observer une *translucidité* complète, dans le cas d'hydrocèle volumineuse : Je compte une vingtaine d'observations de ce genre. Enfin, lorsqu'il s'agit de la *paracentèse*, on peut aussi pratiquer (sans pli préalable), une incision cutanée, avant d'employer le trocart, si la peau est épaisse, si quelque circonstance force à opérer avant la distension des parois abdominales, etc..

## PLANCHE 14.

---

Principaux vaisseaux et ganglions lymphatiques.

---

Les autres planches seront consacrées aux opérations principales qui se pratiquent, sur la tête : trépanation; résection des os maxillaires ; cataracte , fistule lacry-male ; sur le cou : trachéotomie , œsophagotomie ; sur le thorax : ablation du sein , empyème , etc.; sur l'abdomen, v. Pl. E ou 12 bis.

La dernière planche de la première partie aura trait à l'anatomie générale (principaux tissus), et à l'étude, du sang, de l'urine, du pus, du tubercule , du cancer, etc.

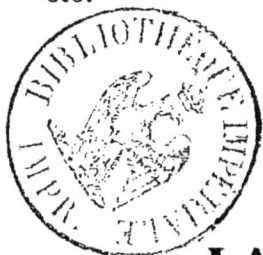

## LA NÉVROLOGIE

*Constituera la seconde Partie de l'Ouvrage.*

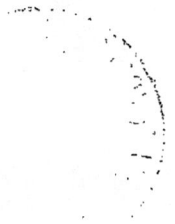

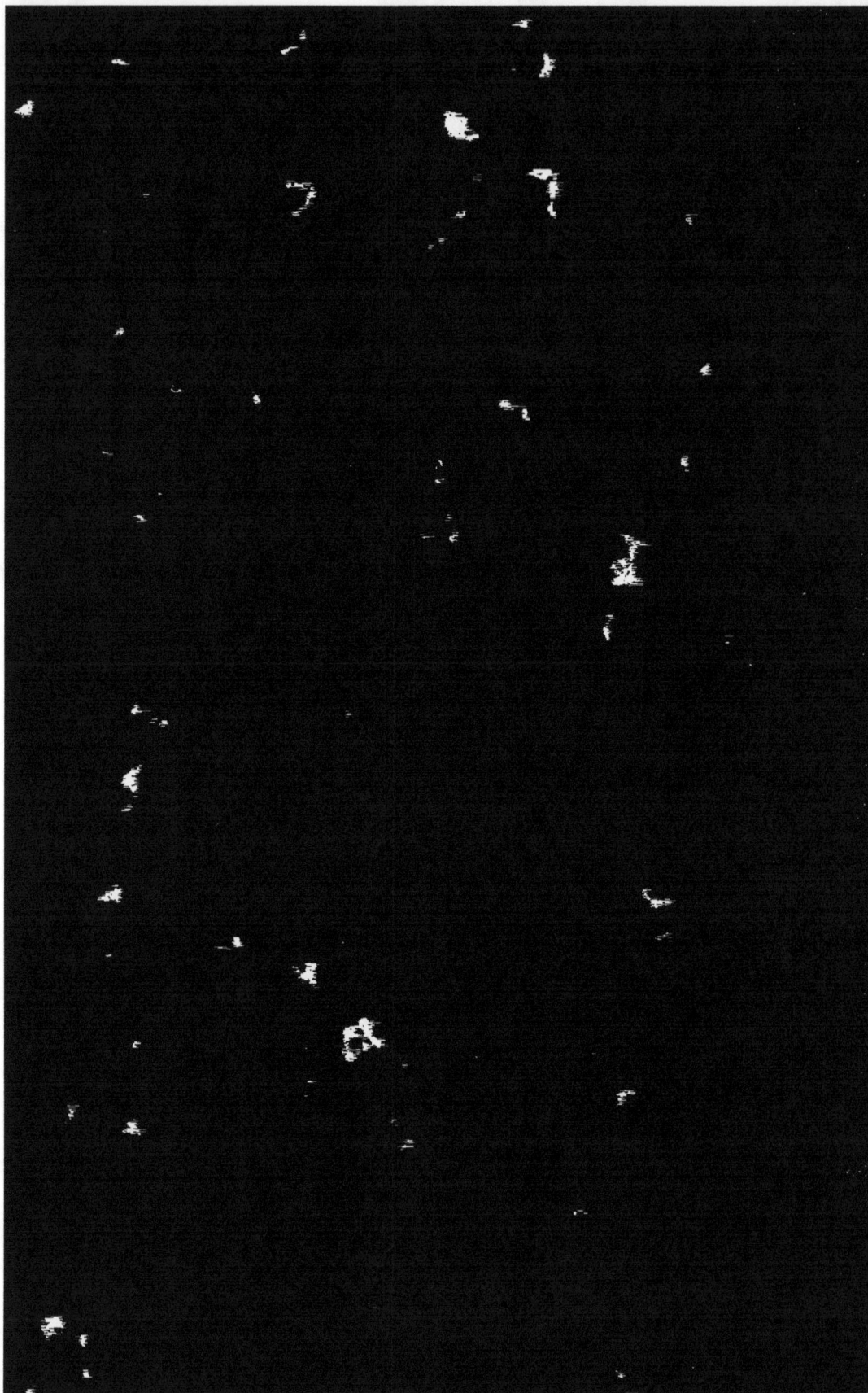